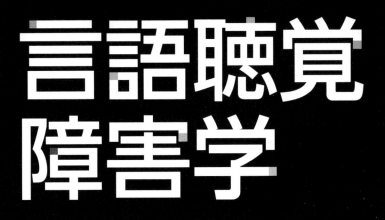

言語聴覚障害学

－言語聴覚療法のサイエンス＆アート－

編集 吉畑博代 上智大学教授
　　 中村　光 岡山県立大学教授

文光堂

■ 編　集

吉畑　博代	上智大学大学院言語科学研究科言語学専攻言語聴覚研究コース教授
中村　　光	岡山県立大学保健福祉学部現代福祉学科教授

■ 編集協力

水田　秀子	大阪公立大学医学部附属病院脳神経内科非常勤講師
清水　充子	埼玉県総合リハビリテーションセンター言語聴覚科

■ 執筆者（執筆順）

吉畑　博代	上智大学大学院言語科学研究科言語学専攻言語聴覚研究コース教授
石坂　郁代	北里大学医療衛生学部元教授非常勤講師
進藤美津子	上智大学名誉教授
石毛美代子	杏林大学保健学部リハビリテーション学科言語聴覚療法学専攻教授
永井知代子	帝京平成大学健康メディカル学部言語聴覚学科教授
伊藤　元信	国際医療福祉大学名誉教授
今泉　　敏	東京医療学院大学保健医療学部教授
勝木　　準	やわたメディカルセンター言語療法室
大石　斐子	国際医療福祉大学成田保健医療学部言語聴覚学科特任講師
吉田　　敬	愛知淑徳大学健康医療科学部教授
荒井　隆行	上智大学理工学部情報理工学科教授
中村　　光	岡山県立大学保健福祉学部現代福祉学科教授
都田　青子	津田塾大学学芸学部英語英文学科教授
水田　秀子	大阪公立大学医学部附属病院脳神経内科非常勤講師
福井　直樹	上智大学大学院言語科学研究科言語学専攻教授
大原　重洋	聖隷クリストファー大学リハビリテーション学部言語聴覚学科教授
廣田　栄子	筑波大学名誉教授
川合　紀宗	広島大学ダイバーシティ＆インクルージョン推進機構教授
浦野　雅世	東京工科大学医療保健学部准教授
原　　惠子	上智大学言語科学研究科言語学専攻言語聴覚研究コース特任准教授
椎名　英貴	森之宮病院リハビリテーション部部長
種村　　純	びわこリハビリテーション専門職大学教授
清水　充子	埼玉県総合リハビリテーションセンター言語聴覚科
沖田　啓子	西広島リハビリテーション病院リハビリテーション部部長
城間　将江	国際医療福祉大学大学院保健医療学専攻言語聴覚分野教授
小林　久子	NPO法人言語障害者の社会参加を支援するパートナーの会和音理事

■ 序 文

　言語聴覚障害学およびその臨床（言語聴覚療法）では，サイエンスとアートの両方が求められます．エビデンスのある知識や情報をもとに，言語聴覚士の誰もが同じように，科学的根拠のある臨床を行うことが重要です．ですが，言語聴覚士が関わるのは，様々な問題や困りごとを抱えるコミュニケーション障害がある「個人」です．コミュニケーション障害児者の症状は多様ですし，その時々の反応も異なります．また生活歴や人生，ニーズや価値観も人それぞれです．したがって言語聴覚士には，コミュニケーション障害児者の様子をみて，想像力を発揮して，即座に柔軟に対応するといったアートの部分も必要です．このような考えのもとで，「言語聴覚障害学－言語聴覚療法のサイエンス＆アート」というタイトルをつけて，この度，本書の出版に至りました．

　私たちが普段何気なく行っているコミュニケーションが障害されると，社会生活にどのような影響があるのでしょうか．例えば，子どもたちが何気なく行っている挨拶には，表情や身振りとともに，ことばが用いられています．学校の授業でも，話しことばや書きことばが重要な役割を果たしています．職場では色々な経験や知識をもとに，様々なことばを使って仕事が進められています．このように社会生活を送るにあたって，ことばは不可欠です．常にそばにあることばが障害されると，ことばそのものの問題だけでなく，心理面の問題も生じ，社会参加にも甚大な影響がもたらされます．言語聴覚士は，コミュニケーション障害児者のことばへの支援や，必要に応じてことばの土台となる認知機能への支援を行います．加えて，多職種でチームを組んで，心理的な問題や社会参加の問題に対応することも必要です．

　言語聴覚士には，上述したように幅広い知識が求められ，言語聴覚士養成校のカリキュラムは密になっています．ですが，言語聴覚士としてコミュニケーション障害児者と関わると，ことばの不思議さ，人がもっている潜在的な力，回復力，たくましさを実感します．コミュニケーション障害児者を支援するというよりも，コミュニケーション障害児者から教わることの方が多いかもしれません．言語聴覚士の仕事は，このようにとても魅力的です．

　本書は主に，言語聴覚士養成校の学生の皆様に，授業の教科書や副読本として活用していただくことを目的としました．構成としては，「Ⅰ章　ことばとは」，「Ⅱ章　ことばの成り立ちと障害―基礎編―」，「Ⅲ章　ことばの障害とリハビリテーション―応用編―」という 3 つの章立てにしました．また，

実際の臨床場面や最新のトピックを知ってもらうために，多くの「コラム」を設けました．

　本書の出版にあたっては，その一部に「福迫基金」を使用しました．「福迫基金」とは，故福迫陽子先生のご遺族からのご厚志である基金です．故福迫陽子先生（元東京大学医学部音声言語医学研究施設助教授）は，日本における言語聴覚障害学発展の種を蒔かれたお一人です．福迫先生は，ご自身の研究や臨床に取り組むかたわら，この分野での優れた臨床研究家の育成や研究支援が必要とお考えになっていました．そのような場として，「言語障害臨床学術研究会（言臨研）」を発案され，1991年に第1回言臨研が行われました．言臨研は，福迫先生が逝去された後も，「福迫基金」を活用して，日本の言語聴覚障害学の発展に寄与してきました．そのようななか，1997年に言語聴覚士法が制定され，その後，言語聴覚士の養成校が増え，研究発表を行う場が整備されてきたことなどにより，言臨研は2017年に解散することにしました．

　言臨研の解散にあたっては，活動の成果を何らかの形で残したいという思いから，当時の実行委員で議論・検討を重ねました．その結果，言語聴覚士の資質を高め，視野を広げることに役立つような書籍を作成することが望ましいという判断に至りました．言語聴覚士という専門的な仕事にチャレンジしようとする若い人たちを勇気づけるような書籍にするという考えのもとで，「福迫基金」の一部を使用しての出版が具体化しました．

　執筆者の方々には，図表を多用して，読みやすい記述にすること，言語聴覚障害領域の魅力や不思議さが伝わるような内容にすることをお願いし，ご快諾いただきました．執筆者の皆様，素晴らしい原稿をお寄せいただき，誠にありがとうございました．また文光堂編集企画部の山口由美子さんには，仕事が滞りがちな私の背中を押していただきました．皆様のご協力のもと，本書を完成させることができました．

　ぜひ，本書を手に取っていただき，言語聴覚障害学および言語聴覚療法の魅力や奥深さを知っていただければと思います．

2025年2月

吉畑　博代

目　次

Ⅰ章　ことばとは

① ことばとコミュニケーション ································ 2

② ことばの発達 ······································· 15

③ ことばとからだ（1）聴　覚 ·························· 30

④ ことばとからだ（2）発声発語 ······················ 36

⑤ ことばと脳 ·· 44

Ⅱ章　ことばの成り立ちと障害—基礎編—

① ことばのかたち ···································· 60

② ことばと語用 ······································ 77

③ 障害のとらえ方 ···································· 90

④ ことばの障害の見方 ······························· 101

Ⅲ章　ことばの障害とリハビリテーション—応用編—

① 聞こえの障害とリハビリテーション ···················· 114

② 話すことの障害とリハビリテーション ·················· 130

③ ことばの障害（子ども）とリハビリテーション ············ 147

❹ ことばの障害（成人）とリハビリテーション ⋯⋯⋯⋯⋯⋯⋯⋯⋯ 162

❺ 食べることの障害とリハビリテーション ⋯⋯⋯⋯⋯⋯⋯⋯⋯ 177

❻ 多職種連携とチーム医療 ⋯⋯⋯⋯⋯⋯⋯⋯⋯⋯⋯⋯⋯⋯⋯ 192

索　引 ⋯⋯⋯⋯⋯⋯⋯⋯⋯⋯⋯⋯⋯⋯⋯⋯⋯⋯⋯⋯⋯⋯⋯⋯⋯⋯⋯⋯ 207

コラム

■ A：言語聴覚障害学の歴史と発展

A-1 言語聴覚障害学と言語聴覚士の歴史と発展 ⋯⋯⋯⋯⋯⋯⋯⋯ 57

A-2 世界の言語聴覚障害学 ⋯⋯⋯⋯⋯⋯⋯⋯⋯⋯⋯⋯⋯⋯⋯ 73

A-3 IALP 参加記 ⋯⋯⋯⋯⋯⋯⋯⋯⋯⋯⋯⋯⋯⋯⋯⋯⋯⋯⋯ 75

■ B：言語の構造

B-1 言語の構造－音声－ ⋯⋯⋯⋯⋯⋯⋯⋯⋯⋯⋯⋯⋯⋯⋯⋯ 88

B-2 言語の構造－音韻－ ⋯⋯⋯⋯⋯⋯⋯⋯⋯⋯⋯⋯⋯⋯⋯⋯ 99

B-3 言語の構造－統辞法－ ⋯⋯⋯⋯⋯⋯⋯⋯⋯⋯⋯⋯⋯⋯⋯ 111

■ C：言語聴覚障害学の広がり

C-1 これからの言語聴覚障害学－聴覚障害－ ⋯⋯⋯⋯⋯⋯⋯⋯ 128

C-2 これからの言語聴覚障害学－言語障害－ ⋯⋯⋯⋯⋯⋯⋯⋯ 146

C-3 これからの言語聴覚障害学－摂食嚥下障害－ ⋯⋯⋯⋯⋯⋯ 161

C-4 言語聴覚士と AI ⋯⋯⋯⋯⋯⋯⋯⋯⋯⋯⋯⋯⋯⋯⋯⋯⋯ 175

■ D：当事者の視点と言語聴覚士との関わり

D-1 聞こえの障害と私 ⋯⋯⋯⋯⋯⋯⋯⋯⋯⋯⋯⋯⋯⋯⋯⋯⋯ 201

D-2 限局性学習症（発達性ディスレクシア）のあるお子さんと ⋯⋯ 203

D-3 夫は多言語失語症 ⋯⋯⋯⋯⋯⋯⋯⋯⋯⋯⋯⋯⋯⋯⋯⋯⋯ 205

I

ことばとは

【Ⅰ章 ことばとは】

1 ことばと コミュニケーション

本項目のポイント

☑ ことばは人に特化して与えられていて，私たちは有限な手段から無限な表現を生み出している.

☑ 「ことばの鎖（スピーチ・チェーン）」には，言語学的段階，生理学的段階，音響学的段階がある．またフィードバックの環も働いている.

☑ コミュニケーションは，ことばだけではなく，非言語的な手段など多くの方法を用いて成り立っている.

☑ コミュニケーションはキャッチボールに例えられる．話し手がうまく話せない場合には，聞き手側が相手の状況に応じて，対応方法を工夫することが必要である.

☑ 「ことばとは何か」「コミュニケーション障害があって生活するとはどういう状態か」を考え続けることが，コミュニケーション障害児者に寄り添った支援につながる.

○ **Key Words** 言語の起源，ことばの鎖（スピーチ・チェーン），非言語的コミュニケーション

1 有限な手段から無限な表現へ

　　私たちは，通常何ら意識することなく，ごく自然にことばを発して，他者とコミュニケーションを行っている．ことばの手段自体は有限である．例えば，日本語で考えると，音素はあ〜お（/a/,/i/,/u/,/e/,/o/）の5母音と，13個の子音（/k,g,s,z,t,c,d,n,h,b,p,m,r/），2個の半母音（ヤ行の/y/とワ行の/w/），撥音/N/（ん），促音/Q/（っ），長音/R/（ー）から成り立っている*．これらの音素を特定の順序で組み合わせると語になる．語も有限で，2022年出版の国語辞典には，計84,000項目を掲載した[1]と記されている．文を構成するための助詞や助動詞の数にも限りがある.

▶Foot Note

*子音の数え方にはいくつかの学説がある．またヤ行の/y/とワ行の/w/は，母音と子音の両方の性質を持っているため，ここでは半母音として記した.

助詞は大きく分けると 4 種類（格助詞，接続助詞，副助詞，終助詞），助動詞は 10 種類（受け身，使役，過去，否定など）である．私たちは，このような有限な手段を様々に組み合わせて，無限な表現を生み出している．話し手の立場で考えると，有限な手段から，状況に応じて，ごく自然に新しい文を作り出している．聞き手側も，これまでに聞いたことがないような組み合わせの文を聞いて，特に意識することなく，即座にその内容を理解している．普段私たちは，このような能力がいかに豊かで複雑であるか気づかないまま，何気なくコミュニケーションを行っている．しかし実は大変複雑で精緻な作業をしていることになる．

またことばは人に特化して備え付けられている．哺乳類や鳥類も，それぞれ種固有の有限の伝達手段を持っている．例えば，一般的に知能が高いとされているクジラのなかには，求愛のために特定の鳴き声や歌を発する種があるが，私たちが何気なく話していることばの生みだし方とは異なる．私たちが他者を呼ぶ時の短いことばかけを考えても，その関係性や状況によって「君」，「ねえ」，「ちょっと」，「すみません」，「あの〜」，「大変恐縮ですが」などなど，様々な表現がある．またペットの犬や猫，鳥などは，人のことばもある程度理解してコミュニケーションを行っていると考える人もいるであろう．しかし人が行う豊富なバリエーションがあるコミュニケーションとは，量的にも質的にも明らかに異なる．

このように有限の手段から，無限な表現を生み出しているコミュニケーションにおいて，主に用いられていることばとは何であろうか．なぜ人だけがことばを使えるのだろうか．またコミュニケーションはどのように成り立っているのだろうか．

本項目では，最初に，生成文法（generative grammar）という有名な言語理論を提唱した，米国の言語学者であるノーム・チョムスキー（Noam Chomsky, 1928〜）の考え方から，①言語とは何か，②言語の起源，③言語の獲得，④言語の使用の計 4 点を簡単に紹介する．チョムスキーの理論に関する書籍では，「言語」という用語が主に用いられているため，次の「チョムスキーの考え」の中では，そのまま「言語」と称す．その後，コミュニケーションに話題を移し，有名な「ことばの鎖（スピーチ・チェーン）」やコミュニケーションの時に使用するいくつかの手段を紹介する．

2 チョムスキーの考え

1）言語とは

チョムスキーは言語を，個々の人間が頭の中に有している知的（認知）能力であり，主に思考に用いられる「思考の道具」であるととらえた[2]．19 世紀に独立した学問分野として言語学が成立してから，言語は「個々の人間の外に存在する」と想定され，

人間の外でとらえることができる音声や言語行動に関する研究に焦点が当てられてきた．しかしチョムスキーは言語を人間の外にある何かではなくて，人間の脳に存在する認知システムであると考え，言語研究における学問的変革を成し遂げた．

またチョムスキーは，人間の言語について，表面的な表現型は異なるが，本質的なところでは全て同じ構造を持つとした．「同じ構造」とはどういうことなのであろうか．チョムスキーは，私たちが通常話している日本語や英語などの各言語を表面的な表現型ととらえて，それを「個別言語」と称した．一方で，個別言語の性質の背後にあり全ての言語に共通する性質，つまり同じ構造を持つものを「普遍文法（universal grammar）」と呼んだ．

共通する性質について，例えば「併合（merge）」と呼ばれる操作がある．これは，単語や句などの言語単位を結び付けて，より大きな句や文を作る操作である．この「併合」は，全ての言語の文法に備わっているとされる．もちろん，文があまりに長くなると理解しにくくなってしまうが，「併合」は繰り返し適用することが可能なので，繰り返し「併合」を用いれば，理論上はいくらでも長い文を作ることができる．

併合の例：
　　太郎がピザを食べた
　→次郎が［花子が［太郎がピザを食べた］と信じ込んでいる］と言った

これは一例であるが，「併合」を適用することで，文をより複雑で多様な形に構造化することができる．そのため，文のバリエーションを増やしたり文を洗練したりして，情報の統合や整理をするのに役立つ．言語に共通の性質があるととらえるからこそ，例えば，他の言語の文法と照らし合わせながら，日本語文法の考察を行うことで，全ての言語に共通する性質，つまり普遍文法を明らかにすることができる．

2) 言語の起源について

チョムスキーは，進化の過程のなか，およそ 75,000 年前頃に，一人の人間の脳内で突然変異があり，わずかな再配線が生じ，言語のシステムが作り出されたと述べている[2]．

このような言語の起源について，チョムスキーは『ちょうど雪片の形成が自然法則に従って成されるのと同じです』と，わかりやすく説明している．雪片は誰かが作為的に作るのではなく，大気中の温度や湿度などの違いにより自然に，つまり自然法則によって作られる．言語も自然法則に従って，ある日突然変異を起こして，私たちの祖先であるホモ・サピエンス（現生人類）が使い始めたのだと述べている．ホモ・サピエンスが言語を使い始めた理由について，喉の長さが長くてことばを話すことに適していた，道具を工夫することがうまくて脳が発達していたなど，諸説あるが，チョ

ムスキーは，突然変異は個体内で生じるものであり，一人の人間において，自然なこととして生じたとしている．また，私たちの祖先が生き残ったのは，まさに「言語」を持っていたからだととらえている．確かに言語を持つことで，仲間との共同作業が可能になる，物事の解決策を皆で相談することができる，知恵や知識を他者や次世代に伝えることができるなど，様々な可能性が広がる．人が暮らしていくためには，言語は何よりも強力な道具であるといえる．

言語の起源に関する研究は複雑で，考古学的な証拠，現代の言語学的な比較，神経学的な観察などから得られた情報を組み合わせて，いくつかの仮説や理論が生み出されている．私たちはもはや「言語」のはじまりに立ち会うことはできないが，今後も，この壮大な疑問に対して種々な研究が続けられるであろう．

3) 言語の獲得について

チョムスキーは言語について，人間という種に生物学的に賦与されている知的能力の一種であると述べている[3]．また人間の脳には「ことばの秩序そのもの」があらかじめ組み込まれているとし，それが普遍文法であると説明している[4]．つまり，人間は言語を学習によって覚えるのではなく，誰もが生まれつき脳に「ことばの秩序」，つまり普遍文法に関する知識を備えているとしている．

幼児は，わずか2年ほどの間に，爆発的な言語獲得の第一歩を遂げる．乳幼児の言語環境は様々である．しかし両親や身近な人など周囲の人から，幼児が話すようになることば全てを聞かされるわけではなく，また周囲の人が話すことばが，文法的にいつも正しいとは限らない．乳幼児が聞くことばは，限りがありかつ曖昧なことばである．ことばの発達には，①聴覚や発声発語器官などの生理学的基盤，②ことばを話す前段階として大人とのやりとりを行う社会的相互交渉の基盤，③物事を見たり聞いたり触ったりして物とことばとの関係を理解する認知的基盤，④大脳自体，特に言語中枢が発達するという大脳の言語中枢の基盤など，様々な要因が関連する．しかし，②の社会的相互交渉や③の認知的な経験は，乳幼児が生活するその環境のなかで与えられる制約付きの刺激である．そのような制約があるにもかかわらず，初語が表出され，文で話す時期が訪れ，飛躍的な言語発達を遂げるのは，生まれつき脳に普遍文法に関する知識を備えているからととらえるのは自然なことであろう．その後は，環境に応じて，徐々に個別言語に習熟していくことになる．ちなみに，そのような生物学的能力（普遍文法）を持たない，ペットの犬や猫など他の動物は，人間の乳幼児と同じような環境にいても，決して言語を獲得することはない．

なお，チョムスキーが提唱した生成文法と普遍文法は，密接に関連しているが異なる概念である．生成文法とは，私たちが日本語や英語などの個別言語を話す能力を明確に理論化したものであり，私たちがどのようにして言語表現を生み出しそれを理解

I章　ことばとは

するかを説明する．それに対し普遍文法は，どのような個別言語（すなわち生成文法）でも獲得できるという，人間がもつ普遍的な「言語獲得能力」に関する理論である．ちなみに，一般的な文脈において，生成文法ということばは，チョムスキーが提唱した言語研究の枠組み全体を指すことも多い．

4）言語の使用について

　チョムスキーは言語と言語使用とを明確に分けている[2]．言語を表出するためには，つまり頭の中で起きていることを外に出そうとする時には，聴覚や発声発語器官を通さなければならないが，それを「言語とは独立した感覚運動システムの反映」ととらえている．チョムスキーは，『言語の処理は表面的で，周辺的な側面であり，言語の中核的特性ではないということになります．外在化に依拠する言語使用の諸側面，なかでもコミュニケーションは更にずっと周辺的なものです』と説明している[2]．

　チョムスキーは，言語聴覚士が取り扱うコミュニケーションについて，言語本体にとっては周辺的なもの・副次的現象であると述べている．このことはコンピュータとの類推を考えると，理解しやすい．言語本体はコンピュータでいえばプログラム，外在化している言語使用はモニターやプリンターと考えることができる．モニターやプリンターはコンピュータの本質にとって周辺的なものであるが，人が行ったことの結果が，目に見える形になるため，非常に重要である．私たちがコンピュータに出した命令が，結果として目に見える形で示されなければ，不便極まりない．チョムスキー自身も「言語とは何か」を説明する時には，外在化された音声言語や文字言語を用いている．このように自分の思考や考えを伝えるには，周辺的とはいえ，外在化された言語が必要かつ大切である．

　ここで，言語と言語障害者への訓練法との関係を考えてみる．失語症の訓練法の一つに，ヒルドレッド・シュール（Hildred Schuell，1907〜1970）の「刺激法」がある[5]．失語症は脳損傷によって生じる言語・コミュニケーション障害である．シュールは 1,000 例にのぼる失語症者を長期間にわたって詳細に観察することを通して，「刺激法」という訓練法を提唱した．「刺激法」では，失語症者の脳内の言語貯蔵機能は比較的保たれていると考える．消失しているのではなく抑制されている，つまりアクセスの問題であるととらえている．そのため脳内に届くように，適切な刺激を，適切な回数，十分に与えることによって促通し，保たれているものを引き出すという考え方である．脳内で抑制されている言語を刺激することで改善をめざすという方法であり，言語が脳内にあるというチョムスキーの考えと通じるところがある．

　各言語学者の立場によって様々な言語理論があるが，ここではチョムスキーの考え方を 4 点に絞って簡単に紹介した．コミュニケーション障害児者が呈す症状は多様であるからこそ，基本的な言語理論を押さえて臨床に関わることで，表面上の言語症状

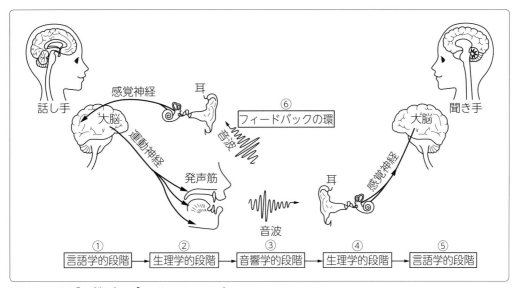

図1 ことばの鎖（スピーチ・チェーン）

(文献 8，9) より改変)

から，その根底にある障害メカニズムを考えることが重要である．一見，多様で複雑にみえる症状が，ある理論に沿って考えると，系統的にとらえることができ，段階的にステップアップさせた訓練につながる可能性がある．基礎的な言語理論は難解で敬遠されがちである．しかし各言語理論[6,7]と対応させて，目の前にいるコミュニケーション障害児者が呈す症状の根底にある問題をとらえるという学びを続けることが，臨床家としての強みにつながる．

3 「ことばの鎖（スピーチ・チェーン）」とは

　　ここからはコミュニケーションに話題を移し，まずコミュニケーションの成り立ちを考える．**図1**は「ことばの鎖（スピーチ・チェーン）」[8,9]として有名なもので，聞き手と話し手の2人がコミュニケーションを行っている場面である．まず，話し手が大脳の中で行う①「言語学的段階」がある．話し手は，何を言いたいのか頭の中で考え，言いたいことばを選び，それらを文法の規則に合わせて並べて表出する．次の②「生理学的段階」では，大脳からの指令が運動神経を伝わって，発声筋へと送られる．発声筋とは，具体的には，舌，唇，軟口蓋，声帯などである．発声筋から発せられたことばは，音波となって，空気中に微妙な気圧の変動を生じさせる．この段階が③「音響学的段階」である．その音波は，今度は④「生理学的段階」として，聞き手の耳に達し，神経インパルスを引き起こす．更にその神経インパルスは，感覚神経を伝わって聞き手側の大脳に入り，⑤「言語学的段階」でことばとして理解される．この一連の流

I章　ことばとは

れが，鎖のようにつながって，話し手と聞き手とで役割交代を行いながら，コミュニケーションが繰り返される．

　また「ことばの鎖」のなかでは，⑥「フィードバックの環」も働いている．話し手が発話した音声は，音波となって自分自身の耳にも届いている．話し手は，自分の声も聞いて，作り出された音波と作り出そうとした音波とを照らし合わせながら，コミュニケーションを行っている．自身が発した言い間違いなどにも気づき，修正するような場面では，この⑥「フィードバックの環」が使われていると考えられる．コミュニケーションは，このように複雑な現象から成り立っている．

4　コミュニケーションの時に使うもの

1）音韻と音声

　ことばには，音韻がありその音韻に対応する音声がある．音声は，人が発する音そのもの，または人に聞こえる音そのものを指す．音韻は，実際の音声とは区別される抽象的な概念で，頭の中にある，ことばの音である．例えば，日本語で，/k/, /a/という音素が並んだ時には「か」に，/s/, /a/の音素が並んだ時には「さ」という音になる．その2つの音が，/k/, /a/＋/s/, /a/と並ぶと「かさ」（傘）となる．それを話し手が発声すると [kasa]（傘）という音声（ことば）になる．音声としての「か」だけを取り出して考えた場合，ピッチが高い [ka˥] かもしれないし，より口蓋化した [kʲa] かもしれないし，「が」に近い [ɡ̊a] かもしれない*．このように音声はそれぞれ異なるが，音韻としては同じ「か」である．つまり，人の頭の中では，同じ「か」としてとらえられている．別な説明として，日本語の50音表に基づいて考えてみる．日本語のひらがな1文字とその読み方は，例外はあるものの，基本的に1対1対応である．例えば，「か」に関して，発音する人や，発音する状況によって，様々な音声の「か」があるが，どのような音声でも，あまりの逸脱でなければ，50音表中にある，この「か」だよね，と人は自然にとらえることができる．

　なお音声は，世界中のあらゆることばの発音を表記するための国際音声字母（International Phonetic Alphabet：IPA）を用いて表し（II章1参照），それを [ ] で囲む．最近では，IPAの実際の発音を聞くことができるウェブサイトもあるため，聞いてみるとよい．音素を表すときには/ /を用いる．

　音韻と音声の違いを，先ほどの「ことばの鎖」に合わせて考えると，①と⑤の「言

▶Foot Note

*II章1に，母音や主な子音の国際音声字母（IPA）が紹介されているが，IPAでは補助記号も定められている．ここで例示した3パターンの「か」に関して，IPAの補助記号を用いて示した．

8

語学的段階」に相当する部分は音韻論が対象とする領域，②と④の「生理学的段階」と③「音響学的段階」に相当する部分は音声学が対象とする領域となる．

具体例を挙げて音韻と音声との関係について考えてみる．「こんにちは」と挨拶する場合，まず頭の中で「こんにちは」という単語とその単語に伴う音韻が想起される．その後に音声として表出される．実際に発話される [konːiʨiɰa]（こんにちは）では，人は機械のように，いつも同じ音を発することはできないし，その時々によって「こんにちは」の声の高低や大きさ，発話スピードなどが異なる．また別な人が，同じことば「こんにちは」と返す時には，舌や唇・軟口蓋・声帯の形状や発話スピードなど，場合によってはアクセントも異なるため，異なる音声になる．しかし人は互いに「こんにちは」という音声を，頭の中で瞬時にとらえて，そのことばの意味を理解する．2人の話者が「こんにちは」→「あ〜，こんにちは」と何気なく挨拶する時にも，このような複雑なことが一瞬の間に行われている．

2) パラ言語

ことばに付随するパラ言語（paralanguage）も，コミュニケーションに重要な役割を果たしている．パラ言語とは，具体的には，発話者の声の調子，リズム，速さ，声の高低，アクセント，ピッチ，抑揚，間の取り方などである．これらの要素は，ことば自体の内容とは別に，何らかの情報を伝え，コミュニケーションを補完する．パラ言語は，発話者の感情（嬉しさ・驚き・興奮など）や疑問などの意図を示すのに役立つ．同じことばでも，声の高低や抑揚など，異なるパラ言語が付随することで，ことばの意味は，肯定的，否定的，懐疑的など，異なって解釈される．例えば最近，色々な場面で聞くことがある「やばい」は，次の2通りの意味で使われていると思われる．嬉しい時の「やばい」と，本当に危なかったり不都合な時に発せられる「やばい」がある．文字に記すと，どちらも同じ「やばい」であるが，ことばとして発せられる時にはパラ言語が異なる．発する人の表情も，もちろん異なるであろうが，聞き手側は，話者がどちらの意味で「やばい」と言っているのか，多くの場合は迷わず理解できる．人がもっているコミュニケーション力のすばらしさである．

3) 非言語的コミュニケーション

コミュニケーションは，ことばのみでなく，非言語的なコミュニケーション手段も用いて行われる．非言語的手段もコミュニケーションに重要な役割を果たしている．失語症がある人から，「とっさに，ことばで挨拶することができない」などといった訴えを聞くことがある．しかし，とっさに「こんにちは」とことばで返さなくても，にこやかな表情をして，少し手を挙げたりお辞儀をしたりすることによって，「こんにちは」の気持ちは十分に通じる．言語聴覚士は，ことばで話したいという気持ちを尊重

I章　ことばとは

表1　AAC（Augmentative and Alternative Communication）の分類

エイドなし（unaided）	エイドあり（aided）
・ジェスチャー ・表情 　など	・シンボル［絵，写真，描画，視覚的シンボル，単語（書字）］を載せたコミュニケーションボードやコミュニケーションノート ・書字 ・描画 ・音声を生成するタブレットやコンピュータ 　など

（文献10）より改変）

しつつ，非言語的コミュニケーションという方法があることを，失語症者に伝えることが大切である．

　コミュニケーション障害児者を支援するための考え方の一つに，AAC（Augmentative and Alternative Communication）がある．日本語では拡大代替コミュニケーションと称される．障害があることばを何らかの方法や非言語的手段を用いて置き換える，つまり代替（alternative）するだけでなく，時には拡大（augmentative）することを目指す．このような方法や手段には，いくつかの分類がある．例えば，ASHA（American Speech-Language-Hearing Association：米国言語聴覚士協会）は，大きくエイドなしとエイドありに分類している．ASHA による AAC の分類をもとに筆者が一部加筆したものを**表1**に示す[10]．

4）状況文脈

　コミュニケーションにおいては，話し手と聞き手双方が持つ相手に対する知識や，その時の状況文脈も大切である．例えば，ある人が，高校時代の友人に久しぶりに会った時に行う会話と，職場で上司と話す会話内容とは，自ずと異なる．

　ここで，状況文脈が曖昧と思われた場面と，コミュニケーションがうまくいっている場面の2例を説明する．最初の例①は筆者が少し前に経験した出来事である．

例①　【状況文脈が曖昧と思われた場面】
場面：テレビの料理番組で，「おでん」の作り方を紹介している
　　　水が入っている鍋に，昆布を入れるところの説明である
登場人物：料理研究家，料理研究家の助手，司会者の3人

　　司会者「みずから，昆布を入れてください」

　司会者の発言「みずから」について，2通りの解釈が考えられる．「水から入れてください」なのか，料理研究家に「自ら入れてください」と言ったのか，両方の可能性がある．「水から」は「水」という名詞と「から」という助詞の2語からなる表現で，

1 ことばとコミュニケーション

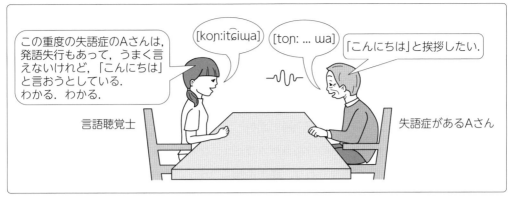

図2 失語症があるAさんと言語聴覚士の挨拶場面
言語聴覚士が言う「こんにちは」は，日本語で「こんにちは」を普通に発音する時に無理なく出せる音声を IPA 表記で示した．
失語症の A さんの発話も，実際には逸脱の方向や度合いによって IPA 表記が異なる．
IPA：International Phonetic Alphabet

「自ら」は 1 語からなる副詞であり，両者の違いにはアクセントも関係する．しかし，一般的には，助手がテレビに映らないところでいかに忙しい作業をしているとはいえ，司会者が料理研究家に「自ら入れてください」と言うことは考えられない．一瞬曖昧に感じた場面であったが，テレビの前にいる視聴者に対して「水から入れてください」と説明したと思われる．また，ここで司会者は，昆布は「お湯」ではなく「水」から入れることが大切であることも言外に示している．実際には「お湯から入れないで」などとは述べていない．おでんの具が入っているつゆは温かいものであるという社会通念があることをふまえて，だしを取るための昆布は，お湯からではなく水から入れるように，というメッセージを伝えている．コミュニケーションには曖昧さが伴うからこそ，話し手と聞き手双方ともに，状況文脈を理解することが大切である．

例② 【コミュニケーションがうまくいっている場面】（図2）
場面：言語室での失語症者と言語聴覚士の挨拶場面
登場人物：失語症がある A さん，言語聴覚士

A さんの失語症の重症度は重度で，発語失行もあるため，ことばは不明瞭である．しかし，言語聴覚士がうまく推測して挨拶を返している．このように，臨床の場では，その時々の状況からコミュニケーション障害児者が言いたいことをうまく推測して，対応することが重要である．

5 コミュニケーションはキャッチボール

コミュニケーションは，キャッチボールに例えられる．キャッチボールには，投げ

手と受け手がいる．キャッチボールの時に，投げ手が受け手のいる場所にうまく投げれば，受け手は受け取りやすい．しかし投げ手がうまく投げられなかった場合には，受け手が受け取りやすい位置に動くことによって，ボールをキャッチすることが可能になる．コミュニケーションも同様で，話し手がうまく話せなかった場合には，聞き手が，推測する，確認する，Yes-No 質問を用いるなど，いくつかの方法を用いることで，コミュニケーションが円滑に進む．コミュニケーションは話し手と聞き手とが協働で作り上げていくものであるが，コミュニケーションに困難がある児者に対しては，聞き手の対応が重要であり，聞き手側のコミュニケーションスキルを高める必要がある．

人がコミュニケーションを行う目的は多岐にわたるが，一般的には次のような目的がある．

①情報の伝達：コミュニケーションの主な目的の一つは，情報を伝達することである．人々は考えや知識などを共有し，相手に対して新しい情報を提供したり，理解を深めたりする．

②感情や意思の表現：コミュニケーションは感情や意思を表現するための手段でもある．喜び，悲しみ，怒りなどの感情や，希望，願望，拒否などの意思を相手に伝えることが含まれる．

③関係の構築：人はお互いにつながりを持ち，社会的な関係を構築したり維持したりするためにコミュニケーションを行う．コミュニケーションを通じて信頼や協力を築くことができる．

④問題解決：コミュニケーションは問題解決の手段としても重要である．対話やディスカッションを通じて異なる意見や視点を理解し，協力して解決策をみつけることができる．

⑤娯楽：コミュニケーションは娯楽の一環としても機能する．会話や交流を通じて笑い，楽しみ，エンターテイメントを共有することで，人々はストレスを解消し，心地よい時間を過ごすことができる．

6 「ことばの鎖」とコミュニケーション障害との関係は

先に紹介した「ことばの鎖」のなかの，どこか一つ，または複数の段階で問題が生じると，コミュニケーション障害が生じる可能性がある．コミュニケーション障害は，乳幼児から高齢者まで，あらゆる年齢の人に起こり得る．生まれつきどこかに何らかの障害があって，ことばの発達が妨げられる場合や，ことばを順調に獲得しても，病気や怪我などのために，脳が損傷され，コミュニケーションの問題が生じる場合もある．大きな概念として理解しやすいように，「ことばの鎖」に対応させたコミュニケー

1 ことばとコミュニケーション

表2 「ことばの鎖」とコミュニケーション障害との関係

	成人のコミュニケーション障害	小児のコミュニケーション障害
①「言語学的段階」	失語症 認知症 高次脳機能障害 右半球損傷に伴うコミュニケーション障害など	知的発達症群* コミュニケーション症群* 　言語症*（特異的言語発達障害） 　社会的（語用論的）コミュニケーション症*など 自閉スペクトラム症* 限局性学習症*（特異的学習障害）など
②「生理学的段階」	器質性構音障害 運動障害性構音障害 音声障害 吃音など	機能性構音障害 器質性構音障害 運動障害性構音障害 音声障害 吃音など
③「音響学的段階」		
④「生理学的段階」	成人聴覚障害	小児聴覚障害
⑤「言語学的段階」	失語症 認知症 高次脳機能障害 右半球損傷に伴うコミュニケーション障害など	知的発達症群* コミュニケーション症群* 　言語症*（特異的言語発達障害） 　社会的（語用論的）コミュニケーション症*など 自閉スペクトラム症* 限局性学習症*（特異的学習障害）など

ここでの①〜⑤は，図1中の①〜⑤の各段階に対応している．
③「音響学的段階」では，コミュニケーション障害児者当事者の問題ではなく，例えば周囲の騒音によって話し手の発話が聞き手に理解されにくくなったりするという問題が生じる．
一部の高次脳機能障害や右半球損傷に伴うコミュニケーション障害，自閉スペクトラム症などでは，コミュニケーション上の語用論の問題が生じるため，ここでは①，⑤「言語学的段階」に含めた．
小児の①，⑤「言語学的段階」の「＊」を記した部分は，DSM-5-TR[11]で使用されている用語である．

ション障害を**表2**に示す．

7　コミュニケーション障害を抱えて生活するとはどういう状態か

　本項目では，最初に「言語とは何か」というシンプルかつ壮大な問いについて，チョムスキーの考えを紹介した．この問い・テーマに対しては，紀元前から多くの研究が行われている．現在も脳科学，言語学，心理学など様々な立場から研究が進められているが，一つの理論で全てを説明することは難しい．チョムスキーの考えは難解で批判されることもあるが，チョムスキーは，「言語とは何か」を探求し続けることは，「私たちはどのような生き物なのか」という問題を考えることにつながると述べている[2]．

I章　ことばとは

　本項目では，普段あまり意識することのないことばやコミュニケーションの重要さを認識してもらうことを目指し，コミュニケーション障害についてはあまり触れなかった．しかし，「ことばとは何か」という根本的な問題と同様に，「人のみに与えられていることばやコミュニケーションに障害があるとはどういうことなのか」，「ことばやコミュニケーションの障害があることがその人の人生にもたらす意味合いは何なのか」を考え続けることが大切である．その答えを出すことは容易ではないし，コミュニケーション障害がある当事者にとっても，その理由は様々であろう．しかし臨床家である私たち言語聴覚士が，このような問いに対する答えを考え続けながら，コミュニケーション障害児者に寄り添っていくことが，よりよい支援に結びつく．

　コミュニケーション障害を扱う領域は，言語学，心理学，生理学，解剖学，脳科学など学際的である．コミュニケーション障害児者から信頼され，頼りにされる言語聴覚士になるためには，様々な勉強や知識が重要である．また色々な経験や，対象者に合わせて個別に工夫する柔軟な能力も求められる．言語聴覚士とは，知的興奮と喜びを感じられる仕事である．先に述べた生成文法は，1950年代に，チョムスキーが20歳代という若さで提唱した理論で，その後の言語研究に大きな発展をもたらした．本書の読者の皆さんのような若い世代のエネルギーが，コミュニケーション障害児者のよりよい生活の質の向上のために，有効に活用されることが期待される．

文献

1) 見坊豪紀ほか編：三省堂国語辞典 第八版．三省堂，2022
2) 福井直樹ほか編訳：我々はどのような生き物なのか　言語と政治をめぐる二講演．岩波書店，7-37，203-223，2023
3) 福井直樹ほか：現代神経学の源流 ノーム・チョムスキー【Ⅰ】．Brain Nerve 73：941-945，2021
4) 酒井邦嘉：チョムスキーと言語脳科学．集英社インターナショナル，11-31，2019
5) 笹沼澄子ほか訳：成人の失語症：診断・予後・治療．医学書院，258-272，1971
6) 藤田郁代ほか：わかる！使える！日本語の文法障害の臨床　失語症・特異的言語発達障害（SLI）をひもとく．医学書院，2023
7) 今泉　敏ほか編：言語聴覚士のための基礎知識 音声学・言語学 第2版．2020
8) Denes PB et al：The Speech Chain. Bell Telephone Laboratories，1-9，1963
9) 切替一郎ほか監修：話しことばの科学．東京大学出版会，3-6，1966
10) American Speech-Language-Hearing Association：Augmentative and Alternative Communication（AAC）［https://www.asha.org/public/speech/disorders/aac/（2024年9月閲覧）］
11) 髙橋三郎ほか監訳：DSM-5-TR™ 精神疾患の分類と診断の手引．医学書院，2023

〔吉畑博代〕

【I章　ことばとは】

2 ことばの発達

本項目のポイント

☑ ことばの発達は，子どもの全体的な発達のなかの一部である．

☑ ことばの発達にとって，生理学的基盤，社会的相互交渉の基盤，認知的基盤という3つの基盤の発達が重要である．

☑ 出生から小学校卒業までの間のことばの発達は，前言語期，幼児前期，幼児後期，学童期の4段階に分けられる．

☑ 学童期には，音声言語によるコミュニケーション言語を土台とした，文字言語と学習言語の習得が中心となる．

○ Key Words 言語初期発達，身体的・心理的・社会的発達，環境との相互作用

1 発達について考えてみよう

　心理学では，受精から死までの生涯の連続した変化を「発達」という．ことばも，生まれてからその機能が育っていく過程を「発達」ととらえる．通常赤ちゃんは，自分の周囲の人が話す「母語」を使いこなせるようになる道筋は決まっており，必要なことが最適な時期に獲得される．そして様々な経験をする際の環境との相互作用のなかで，段階を積み重ねながらことばを上手に使えるようになっていく．一人一人の進み方はそれぞれ違っていて個人差が大きいが，ほぼ一定の順序で進んでいく．考えてみれば，養育者がわざわざことばを教えてはいないのに，子どもが自分でことばを発見し，使い方を覚え，しかもそれに熱心に取り組むということは，すばらしいことでもあり，なぜそのようなことができるのか不思議なことでもある（**表1**）．

　赤ちゃんが発達させていくのは，もちろんことばだけではない．その他にも，情動（快・不快，喜び，怒りなど），運動（身体全体の粗大運動と手先の微細運動），感覚（聴覚や視覚），認知（知覚，探索・操作，判断，推理，記憶など），身辺自立（食事，排泄，生活習慣など），社会性（コミュニケーション，大人や子どもとの関りなど）の領域がある．ことばはこれらと相まって育ち，発達していく（**図1**）．

表 1 発達の 5 つの特徴

① 個体と環境との相互作用に支えられている
② それぞれ最適期（臨界期）がある
③ 一定の順序性がある
④ 直線的ではない（変化がないようにみえる時期もある）
⑤ 個人差が大きい

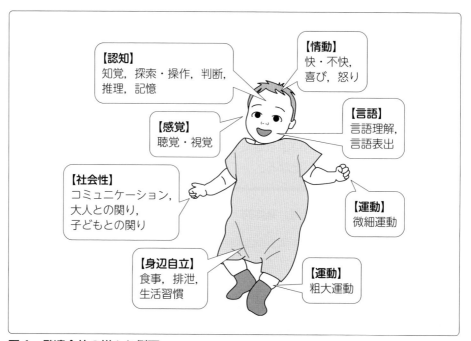

図 1 発達全体の様々な側面

　本項目では，ことばが驚異的かつ飛躍的に発達する時期である出生から小学校卒業時までに焦点を当て，その不思議さの事実を概説していく．

2　ことばの発達の基盤[1]

　子どもは，生まれてからわずか数年の間にことばを聞いて理解し，自分の伝えたいことを話し，コミュニケーションの道具として使いこなせるようになる．生まれた時は話すこともできなかった赤ちゃんが，大人が外国語を学習する時よりずっと早くことばを獲得できる．

　このことを可能にするには，ことばを支える土台の発達が重要である．その土台とは，生理学的基盤，社会的相互交渉の基盤，認知的基盤という 3 つの基盤である．

1）生理学的基盤の発達

　ことばは，耳で聞き，声を出して口を動かして話す．このことを可能にする運動や感覚などの神経系の発達を，ことばに重要な役割を果たす聴覚と視覚・運動・口腔機能に分けてみていこう．

a. 聴覚機能の発達

　私たちは，音声を使ってコミュニケーションしている．そのためなのか，ことばを聞き取る聴覚システムは出生以前から着々と準備されている．大脳の聴覚野の発達とともに胎生 24 週には内耳が完成し，それ以降は，胎内で音刺激に反応できる．つまり赤ちゃんは母親のおなかの中にいる時から，音が聞こえているのである．胎生 8 ヵ月には鼓室が形成されて，出生時には聴覚器官（外耳・中耳・内耳）と聴神経が完成している．したがって生まれた時には周囲の音をしっかり聞いていると考えられる．生後 3〜4 ヵ月頃には音の方向へ顔を向け，6〜7 ヵ月頃にはどこから音が聞こえてくるかわかるようになる．聞こえのレベル（聴覚閾値）は 0〜3 ヵ月頃にはかなり大きい音でないと聞こえないが，1 歳前後で普通の会話程度の音が聞き取れるようになり，4 歳頃にほぼ成人の聴力に達するといわれている．

　また，音の聞き分けについては，実験で更に驚くべきことが明らかにされている．出生直後の新生児は，母語とそうでないことばのリズムの違いがわかるとされているのである（**図 2**）[2]．更に乳児にはあらゆる語音を区別する能力も備わっている．しかしこの能力は，周囲の人が話す母語（日本語話者のことばを聞くのであれば日本語）を聞く経験を重ねることによって消失してしまう．6 ヵ月頃には母語の母音に，10 ヵ月頃には母語の子音に適応した音の聞き取りに特化していき，自分には必要のない音の聞き分け（日本語の/l/と/r/など）はできなくなる．この現象を「音韻知覚の再構成化」と呼ぶ．

　では，聞いたことを意味と結びつけて理解できるようになる道筋はどうなっているのだろうか．乳児は音を聞き取ることに始まり，母語に特有のリズム（韻律）情報を聞き分けられるようになっていく．それに加えて，一定の子音や母音のつながりが聞こえる頻度から，音の連続を区切って単語として切り出すことができるようになり（分節化），意味と結びつけていく．5 ヵ月頃には父母の声を聞き分け，9 ヵ月頃には車や雨など周囲の音に関心を示し，「バイバイ」や「ダメ」などの社会的手掛かりのあることばに反応できるようになっていく．

b. 視力・視知覚機能の発達

　聞くことに比べ，見ることの発達はゆっくりしている．視力は，およそ生後 1 ヵ月で 0.03 と，母親の顔もかなり近くでなければはっきりとは見えていない．1 歳で 0.3〜0.4，3 歳で 1.0 といわれ，ほぼ成人のレベルに達するのは 6〜7 歳といわれて

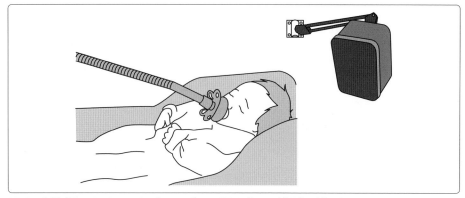

図2 新生児におけることばのリズムの聞き分け（実験の様子）

生後12時間の新生児に母語（例：日本語）を聞かせたあとに，聞いたことのないリズムの異なる外国語（例：英語）をかわるがわる聞かせると，母語の時だけ吸啜（きゅうてつ）反応（おしゃぶりをチュッチュッと吸う反応）が盛んになる．これは，聞こえたことばのリズムが異なっていることに気づいたことを現わしており，胎内で聞いていた自分の聞きなれたことばとそうでないことばを区別できていることがわかる．

（文献2）より作成）

いる．両眼視機能は，3ヵ月頃から能動的な視覚的探索が始まり，4ヵ月を過ぎると，動くものへの追視が始まる．全ての方向への眼球運動が可能になるのは5ヵ月過ぎで，ちょうどずり這いを始めて自分で移動して世界を探索し始める準備が整う．2歳頃おおまかな両眼視が可能となる．色覚は2ヵ月過ぎに2色の弁別，3ヵ月になると様々な色の区別ができるといわれている．

c．手の運動機能・口腔の運動機能の発達

　手の運動機能は，直接ことばに関係するわけではないが，手を使って周囲の世界を探索することが，認知の基盤を形成する．5ヵ月頃に自分の手をなめ始め，おもちゃに手を伸ばしてつかみ，その後両手で持てるようになる．12ヵ月を過ぎると両手に持った2つの物を打ち合わせたり，容器に物を入れるようになる．1歳半頃から鉛筆を持ったりするようになって，その後徐々に利き手が定まってくる．

　口腔の運動機能は話すために非常に重要である．発声や発語の運動は，生まれた時から命をつなぐためのミルクを飲む哺乳運動として備わっている．新生児期の哺乳では顎・口唇・舌が一体となって動くが，6ヵ月過ぎ頃からミルクを飲むための原始反射が消失することにより，各部分が随意的に動かせるようになる．その後離乳食を経て，食物をかみ切り，咀嚼し，口腔内で食塊を形成して嚥下できるようになって，生後1歳6ヵ月頃には大人と同じ食事ができるようになる．この口腔運動機能の発達は，ことばの音を作り出す構音運動の基礎になっている．

　乳児ののどの構造を成人と比べると，**図3**[1)]に示すように，ミルクを飲みやすいように咽頭から食道入口部までの距離が短い．首が座ってくると，徐々に喉頭が下がって，発声した音が共鳴する空間ができる．このことが，母音の響きを作ることにつながっていく．

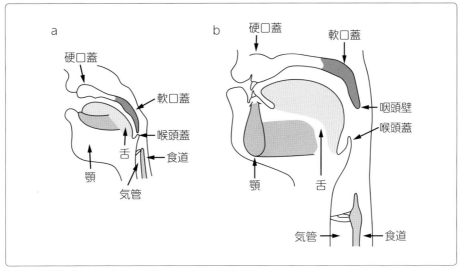

図3 乳児（a）と成人（b）ののどの形態比較
乳児ののど（a）は，成人ののど（b）と比べてミルクを飲みやすいように咽頭から食道入口部までの距離が短い．

（文献1）より改変）

2）社会的相互交渉の基盤

　子どもは誕生直後から，周囲の人に働きかけようとする．そしてまだことばが使えるようになる前であっても，身振りや表情などを使ってコミュニケーションをとろうとする．このようなコミュニケーション能力が発達して，音声と協応させることで，真にことばと呼べる機能が発達していく．

a．人に興味や関心を持つこと（対人志向性）

　子どもは，生まれながらにして周囲の人に興味を持ったり働きかけたりする．このことは，生まれたばかりの新生児が人の顔を最もよく注視することや，人工の声ではなく人の声に反応して手足をばたつかせる，などの研究から明らかにされている．

b．人との関わりを引き出す微笑（生理的微笑と社会的微笑）

　生まれたばかりの子どもは，時々微笑んでいるような表情をする．これは睡眠中あるいは顔に触れた時に誘発される「生理的微笑」である．生後3ヵ月頃には人の顔を見つめて微笑するようになり，これは「社会的微笑」といわれる．養育者はこれらの微笑から子どもに関わろうという気持ちが引き起こされ，コミュニケーションの一つの手段となっていく．

c．視線の共有と共同注意

　7ヵ月を過ぎる頃から，子どもから人への働きかけが更に活発になる．また，興味のあるものを手に取ろうとしたり見つめたりする．このことに養育者が気づいて同じ

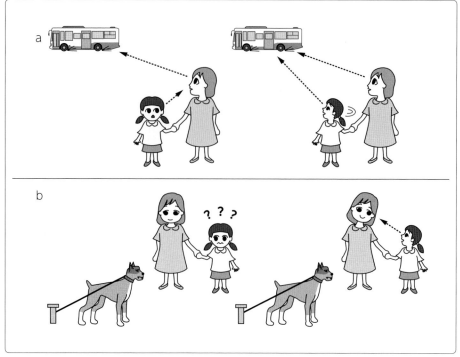

図4 共同注意と社会的参照
a：大人が見ているものを，視線をたどって子どもも見る（共同注意）．
b：いつも通る道に，見たことのない犬がいてどうしたらよいかわからない時，大人の顔を見て反応を確かめる（社会的参照）．

（文献3）より作図）

ものを見たり，指差したものを一緒に見たりして「共同注意」が成立する．この時，子どもは自分と相手が同じものを見ていることを意識しながら注意を共有している．生後9ヵ月頃には，「社会的参照」といわれる，大人の表情や反応を手掛かりとして自分の行動を決める様子がみられる．12ヵ月頃には欲しいものを指差す以外にも，「にゃんにゃんはどれ？」と聞かれた時に答えるような指差しが可能となり，13ヵ月頃には子ども同士の模倣も始まる．これらのことは，相手の気持ちを読み取り，共感する力の始まりであり，社会的な対人コミュニケーションに不可欠とされる（**図4**)[3]．

d．心の安全基地（愛着）

発達初期の母子の相互交渉による情緒的な絆を「愛着」と呼ぶ．外界に関わり始める時期に愛着が適切に形成され，見守られている状況で安心して自分の周囲の環境を探索できることが重要である．心の安全基地があることで認知や運動発達を確かなものにしていくことができるからである．

3）認知的基盤

認知とは，心の中のイメージ（表象）やその理解と記憶を指すことばである．こと

ばは 0 歳から 7 歳ぐらいまでの時期にめざましく発達するが，それはこの認知的な基盤があってこそである．

a．象徴機能

私たちは「ねこ」という音声を聞くと，ねこの姿や鳴き声，動作などをイメージすることができる．このように，ことばは，音声とそれが表すイメージとが結びつき，意味が引き出されるという働きを持つ．この働きは，どのように獲得されるのであろうか．

子どもは，6 ヵ月頃になると，目の前から物が見えなくなってもそこに物があったことを記憶しておけるようになる（物の永続性）．また，目で見た似た物同士を，共通点をみつけて同じカテゴリーに分類する認識力も育ってくる．更に手指の発達とともに 8～10 ヵ月頃には物の識別能力も発達し，コップを持つと口に持っていって飲もうとするなど，物の機能や用途に合わせて扱うことができるようになる（物の機能的操作）．これらのことは，ことばにつながる「象徴機能」の芽生えを促していく．

あるものや事柄を別のもので表す認知の働きを「象徴機能」という．ことばは，例えば「ワンワン」と吠える動物を「いぬ」という 2 つの音で表すように，音声でものや概念を表す象徴機能に支えられている．象徴機能の発達は，生後 8 ヵ月を過ぎると，物や音とそれが表現する内容の関係性に気づくようになり（例：食器のガチャガチャした音がすると，ご飯だとわかってうれしそうにする），10 ヵ月を過ぎると積み木を車のように動かしたり（見立て遊び），絵本のりんごを食べる真似をしたりするようになる．このように，目の前に実物がなくてもそれをイメージと結びつけて行動できることは，ある音を聞いて記憶のなかからそのイメージを自由に想起するという「ことば」の始まりである．長い進化の歴史のなかで，ヒトは象徴機能を持つことばを獲得し，ことばから文化が生まれ，それが他の動物たちと一線を画す結果となった（図5)[4]．

b．模倣と記憶

9 ヵ月を過ぎると，経験したことのない動作の模倣が可能となり，12 ヵ月を過ぎると，見たことを時間が経ってから模倣する遅延模倣も出現する．記憶の発達に支えられるこのような模倣行動の積み重ねは，音声の模倣につながり，構文を獲得する際にも重要だと考えられている．

3 ことばの発達の 4 段階

出生から小学校卒業までの間のことばの発達は，ことばの表出の様相に基づいて 4 つの段階に分けて考えるとわかりやすい．

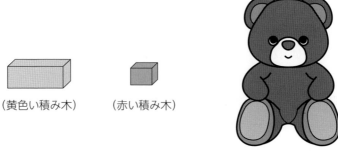

【設問①】「くまさん，おなかすいているんだって．りんご食べさせてあげて．」
　正解：子どもが赤い積み木をくまに食べさせる真似をする
　子どもが赤い積み木をくまに食べさせたら，「ありがとう」という．そのあと，くまに食べる真似をさせる
　無反応の時は，「食べさせてあげるから見ていてね」といって，くまに食べさせる
【設問②】「今度はバナナが食べたいなって．バナナを食べさせてあげて．」
　正解：子どもが黄色い積み木をくまに食べさせる真似をする
【設問③】（赤い積み木はしまい，空のお皿を出す．黄色い積み木を子どもから見て手前に置く）
　「くまさんまだおなかがすいているんだって．このお皿はカレーライスで，これ（黄色い積み木を指差す）はスプーンです．くまさんにスプーンでカレーライスを食べさせてあげましょう．」
　正解：子どもが黄色い積み木をスプーンに見立てて，くまに食べさせる真似をする
【結果の解釈】2歳半で2題通過，2歳後半で3題通過できればよい

図5　象徴機能の発達をみる「見立て」の検査例

(文献4) より)

1）前言語期：0歳台，初語が出る前の時期

　前言語期は，出生から初語といわれる初めての有意味語の表出ができるまでの期間であり，およそ1年の間，有意味語の表出に向けて準備を整えている時期ともいえる．この間，先に述べた3つの基盤の発達は相互に関連しながら着々と進んでいる．赤ちゃんは何も話せないから何もわかっていないと考えるのは大きな誤りで，ことばが表出される前の1年間にこそ，その後の発達に向けて様々な力を蓄えているといえる．

　赤ちゃんは，泣く，笑う，視線を向ける，体を動かすなどのことばではない手段（非言語的手段）で，周囲の人とコミュニケーションをとる．最初は大人が一方的に解釈して関わるが，それがかなえられると，赤ちゃんはその手段を自分の要求の表現として使うようになる．それに大人が繰り返し応えることで，やがて双方向のやりとりが成立するようになる．非言語的手段としては，その他にも手差しや指差し，身振りなどがあり，赤ちゃんはそれを使って拒否（いや！）や叙述（にゃんにゃんいた），挨拶

（バイバイ）や返事（はい），誘い（遊んで）などの機能を駆使している．この時期，大人は知らず知らずのうちに，子どもに対して理解しやすいことば（幼児語といわれる，例：にゃんにゃん）を使って高いトーンや繰り返しのある短い発話で話しかける（例：にゃんにゃん，かわいいね）．これを CDS（child directed speech）といい，子どものことばの発達を促す効果がある．

理解面では，語音の認知から分節化については生理学的基盤の聴覚機能の発達のところで述べたが，単語レベルでは 10 ヵ月では約 60 語，12 ヵ月では約 120 語がわかるといわれている．

表出面は，3 ヵ月頃から「んぐぐ……」，「くう」というようなクーイングと呼ばれる自発的な発声がみられる．その後，音節構造が明確にはとらえられない発声の時期（過渡的喃語）を経て，6 ヵ月頃に母音と子音を組み合わせた複数の明確な音声（規準喃語）が出せるようになり，9 ヵ月を過ぎると様々な音節を連続的に言えるようになる．この間，子どもは様々な音声を作り出して発声や構音の試行錯誤を繰り返し，それを自分で聞いてフィードバックしながら確認している様子も観察される．

2) 幼児前期：1 歳台〜3 歳台頃，たくさんのことばを覚えて使う時期

この段階では，表出は単語からことばがつながる語連鎖，そして 2〜3 語文のレベルとなる．

コミュニケーション面では，何かを聞かれてそれに応答することができるようになり，名前（姓名ではなく名のみ）や年齢などを答えることができる．しかし，子ども同士で遊んでいても一人遊びが多く，友達に声をかけたり物の貸し借りをしたりなどは，まだみられない．

理解面では，初期の理解語彙 50 語のうちの 1/5 は「ママ，パパ，ねんね，バイバイ」など日常生活に結び付いた身近な語であり，幼児語であることが多い．「お外に行くよ」と聞いて玄関まで行くのは，文を理解して行動したというより，周囲の様子や毎日の生活の繰り返しという状況のなかでの理解といえる．問いに答える時の指差しでみると，「白いねこ」「お母さんは走っています」などの 2 語文は，2 歳台で検査で正答可能になる．

表出面では，初語の表出は，早ければ 9 ヵ月ぐらいから始まり，1 歳半でほぼ 90% の子どもが有意味語を言うようになる．表出語彙が 50 語を超える 1 歳台後半頃から，子どもは「これは何？」と聞きながら，急速に新しい語彙を獲得していく．「何？　誰？　どこ？」などの疑問詞を使うことで，聞けば答えてもらえるというやりとりへの気づきが生まれ，コミュニケーションも促進されていく．2 歳の終わり頃には，名詞だけではなく動詞，形容詞など併せて 200 語以上を獲得するといわれている．この間に，8 割以上の子どもは 2 語文を話すようになる．この段階では，文法規則があるわけで

I章　ことばとは

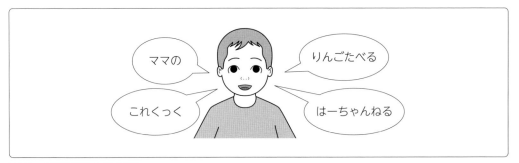

図6　幼児前期の発話例

表2　2歳から6歳までの語彙（通過率75％）の例

品詞	年齢	理解課題	表出課題
名詞	2歳	魚，車，花，時計，動物	魚，りんご，電話，時計，象
	3歳	朝，歯，注射，茶碗，白	箸，船，電気，車，黄色
	4歳	月，ナイフ，家族，身体検査，スキー	月，注射，虹，クモ，緑
	5歳	城，配達，集合，季節，演奏	公園，カレンダー，橋，さかさま，畑
	6歳	食器，植木鉢，親切，交通，自然	右，家族，飲み物，朝，野菜
動詞	2歳	食べる	
	3歳	泣く，飲む，乗る，座る，捨てる	泣く，飲む，食べる，見る
	4歳	帰る，落とす，枯れる，押す，見る	歩く，捨てる，切る，拭く，洗う
	5～6歳	描く，吠える，余る，育つ，担ぐ	絞る，ぶつかる，帰る，溶ける，咲く
形容詞・形容動詞	2歳	大きい，小さい	大きい，小さい
	3歳	怖い，暗い，重い	
	4歳	冷たい，辛い，遠い，少ない，広い	重い，速い
	5歳	短い，深い	少ない，冷たい，暗い
	6歳	速い	怖い，短い，深い，遠い，広い

（文献5）より）

はなく，持ち合わせている語彙をつなげて意味的な関係を表している（**図6**）．

表2は，2～6歳の子どもに単語を聞かせて4枚の絵の中から概当する絵を選んでもらう理解課題と，絵を見てその絵の名前を言う表出課題を行った結果，理解と表出それぞれで75％通過する語彙の例を示す[5]．ある年齢で理解できる語彙が必ずしも表出できるとは限らないことに注意したい．

3）幼児後期：4歳台～6歳台頃，ひとまとまりの話ができるようになる時期

この段階では，表出は3語文以上となり，単語を文にまとめる統語規則を使いながら，談話（ひとまとまりの文脈のある発話）が可能となる．

【意味方略】「お父さんが　りんごを　食べる」　りんごがお父さんを食べることはないので，単語が理解できれば文の意味も理解できる

【語順方略】「ねこが　ねずみを　追いかける」　名詞＋名詞＋動詞　前の名詞が行為者

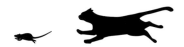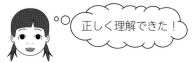

「ねずみを　ねこが　追いかける」　名詞のみ前から順に理解すると，ねずみが行為者，ねこが対象となってしまう

【助詞方略】「ねずみを　ねこが　追いかける」　格助詞「が」が行為者を表し，格助詞「を」は対象を表すことを理解している

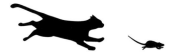

図7　文の理解の方略

　　コミュニケーション面では，子ども同士で一緒に遊ぶようになり，役割分担やルールに従う協同遊びができるようになる．同時に他者の心の状態を推測して判断できるという「心の理論」も獲得される．子どもは，これを踏まえて相手との関係を調整することができるようになっていく．

　　理解面では，一つ一つの物の名前のラベルとしての語彙だけではなく，「犬と猫は動物のなかま」という上位概念の獲得が進んでいく．また，統語面では助詞を手掛かりに文の理解ができるようになり，受動文や使役文の理解へとつながっていく（**図7**）．

　　表出面では，2つの文を接続詞などを使ってつなげて，出来事を時系列で表すことができるようになる（**表3**）．

　　4歳頃から，ある出来事について複数の文で説明したり推論したりすることができ

I章　ことばとは

表3　幼児後期の発話例

発話例	伝えたい内容や事項
雪が降って ころんだ	雪が降った＋ころんだ
お腹すいたから，お菓子食べる	お腹すいた＋お菓子食べる
雨降った．だからぬれちゃった	雨降った＋ぬれちゃった

下線部は接続詞または接続助詞.

るようになる．これは，ナラティブ（語り）といわれ，出来事の時間的経過や，なぜ
その出来事が起こったのかなどの因果関係も含めながら，「起承転結」の構造に沿って
話すことができるようになる（**図8**）[6].

　一方，4歳後半頃から，単語を構成する一つ一つの音に気付くようになる．これは
音韻意識と呼ばれ，文字を読むことの土台になる．4歳後半では単語がいくつの音か
らできているか（音韻の分解），ある音が単語のなかのどこにあるか（音韻の抽出）が
わかるようになり，5歳後半では2音の単語の逆唱などが可能となる（**図9**）.

4) 学童期：就学時〜小学校卒業まで，
日常会話を超えた「話す」力を学習する時期

　この段階は，就学して小学校6年生を終えるまでを指し，今までの音声言語による
日常のコミュニケーション中心の生活から，読み書きを土台にした「学習言語」の獲
得の時期となる．学習言語とは，「学習の手段や，思考・推論，あるいは知識を得るた
めの道具」としてのことばを指す．

　コミュニケーション面は，実際の場面でどのようにことばを使うのかという語用面
の発達が著しい．他者の視点を持つことによって，自分中心の会話から聞き手の反応
や関心をモニターしながらやり取りする会話に変化していき，成人の語用的使用に近
づいていく．例えば目上の人に敬語を使ったり，場面によって丁寧表現を使い分けた
りすることができるようにもなる．あるいは教室では，ディスカッションしたり参加
者の意見をまとめるなどができるようになっていく．また，複数の文を読んでそのつ
ながりを推論したり，読解の際に前に読んだところを覚えておいたりするワーキング
メモリもこの時期は更に重要な役割を担う．

　理解面では，受動文や埋込文などの正確な理解ができるようになるが，中央に埋め
込まれた文が主部を修飾するような文（例：本は花が上にあって白い）の理解は，中
学年以降にならないと難しい．その理由は，「本は」の部分を最後の述語が出てくるま
で記憶のなかに保持しながら，「花が上にある本」という意味の解釈を同時に行わなけ
ればならないからである．更には自己の経験と具象的な意味を離れて，抽象的であっ
たり，字義通りではない意味を理解するなかで，詩歌や比喩，冗談などが理解できる

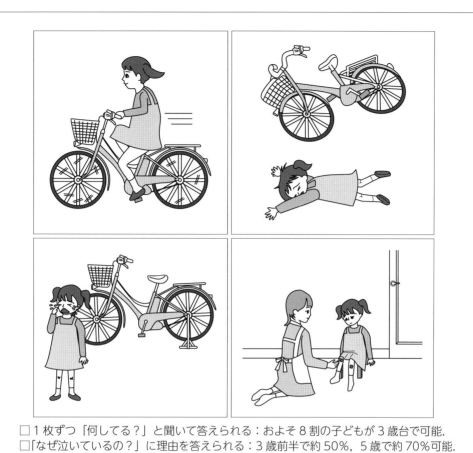

☐ 1枚ずつ「何してる？」と聞いて答えられる：およそ8割の子どもが3歳台で可能.
☐「なぜ泣いているの？」に理由を答えられる：3歳前半で約50％，5歳で約70％可能.
☐ ばらばらにした4枚の絵を時系列順に並べること：4歳台約30％，5歳台で約55％可能.

図8 幼児後期の系列絵の課題

(文献6)より改変)

ようになる．このような意味の高次化が学習言語の中心となる．また，学習言語で使われるのはほとんどが文字であり，非言語的な文脈的情報がないなかで，正確な理解が求められることも，学習言語の特徴である．

　表出面では，聞いたお話を自分のことばで語ったり，意見の発表をしたりするが，これは書字による作文という表出にもつながっていく．また，ことばを使ってことばを説明する「メタ言語能力」が芽生え，自分の経験で語の意味を理解することから，社会的協約に基づく一般的な意味を獲得していく（**図10**）．例えば国語の授業では，「話す力」として「考えたことを発表する」，「読んだことについて考えたことを発表する」，「調べて発表する」と難易度が上がり，5年生では「グループ討論と司会」，そして6年生では「肯定・否定の立場に立って討論する（ディベート）」などの力をつけることが求められる．

　読み書きについては，幼稚園年長児のひらがな71文字の読字率は64.9文字とい

I章　ことばとは

「いちご」と音声で提示して問う.

課題	問い	可能な年齢や施行方法
分解	いくつの音でできているかな？	4歳後半から可能 数で言えない場合は，積み木やおはじきを並べてもらう
抽出	(例：語中音の抽出) 「ち」はどこにあるかな？	分解ができたら行う 5歳前半で語中音の抽出が可能 ○などを書いて示して，どこにあるかを指差してもらう
削除	(例：語頭音の削除) 「い」を抜いて言うと？	抽出ができたら行う 6歳で可能
逆唱	うしろから逆に言うと？	指などを使わずに行う 2音の逆唱は5歳後半，3音の逆唱は6歳前半で可能

図9　音韻意識課題の例

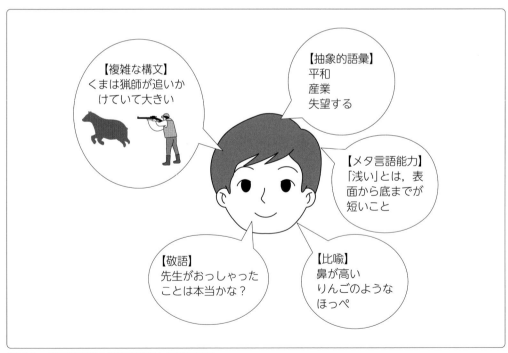

図10　学習言語の言語理解と言語表出

う報告[7]もあり，実は特別な文字の指導を受けていなくても5歳後半になればひらがなのほとんどの文字は読めている．その後，読みは自動化されて速くなり，予測しながら読めるようになる．加えて，書くことを学びながら漢字の学習を進めることが，抽象語彙の獲得と語彙の高次化には欠かせない．

4 ことばの発達は生涯続く

　本項目では，出生から小学校卒業時までのことばの発達について，その基盤と発達の段階を概説してきた．冒頭に述べたように，「発達」は生涯続くものであり，ことばの発達も小学校以降，高等教育を受けて社会に出ても続いていく．そしてそれを支えるのは，子ども時代のめざましいことばの発達であり，それはどの子どもにも起こることであり，真の奇跡ともいうべきものなのである[8]．

　本項目を読んで更に言語発達について知りたいと思われた方には，以下の成書をお勧めする．言語発達全体を心理学の立場から概説する「よくわかる言語発達　改訂新版」[9]，言語聴覚士の立場からことばの遅れのある子どもへの対応について書かれた「ことばをはぐくむ　新装版」[10]，巧みな実験と観察でことばの発達の裏にある認知的基盤に光を当てる「ことばの発達の謎を解く」[11]，言語発達からヒトの言語の核心を明らかにするベストセラー「言語の本質」[12]である．どの本を手に取っていただいても，言語発達の不思議と奇跡に心を動かされることであろう．

文　献

1) 石坂郁代ほか編：最新言語聴覚学講座　言語発達障害学. 医歯薬出版，2023
2) Werker J：How Babies Begin Learning Their Native Language［https://www.youtube.com/watch?v=Rp9sNIfivPc（2025年1月閲覧）］
3) Robins D et al（Kamio Y訳）：M-CHAT. National Institute of Mental Health, NCNP, Japan, 1999
4) 大伴　潔ほか：LC-R 言語・コミュニケーション発達スケール 改訂版. 学苑社，2023
5) 水戸陽子ほか：2歳児から7歳児を対象とした語彙発達の横断的調査. コミュニケーション障害 40：80-88，2023
6) 佐竹恒夫ほか：質問-応答関係検査. エスコアール，1997
7) 太田静佳ほか：幼稚園年長児におけるひらがな読み書きの習得度. 音声言語医 59：9-15，2018
8) Miller GA（無藤　隆・久慈洋子訳）：入門ことばの科学. 誠信書房，1983
9) 岩立志津夫ほか：よくわかる言語発達 改訂新版. ミネルヴァ書房，2017
10) 中川信子：ことばをはぐくむ 新装版. ぶどう社，2024
11) 今井むつみ：ことばの発達の謎を解く（ちくまプリマー新書191）. 筑摩書房，2013
12) 今井むつみほか：言語の本質（中公新書2756）. 中央公論新社，2024

（石坂郁代）

【Ⅰ章　ことばとは】

3 ことばとからだ (1) 聴　覚

本項目のポイント

☑ 空気が一定の範囲の振動数で揺れると，私たちの脳はそれを音として知覚する．すなわち，聴覚は空気振動に基づいて，脳の中枢が生み出す感覚である．

☑ 聴覚器官は末梢部と中枢部からなっている．末梢部は側頭骨の中におさまっている，外耳・中耳・内耳および蝸牛神経からなり，中枢部は蝸牛神経以降の聴覚（伝導）路と大脳上側頭回の聴覚中枢からなっている．

☑ 外耳，中耳，内耳および内耳と中枢を結ぶ蝸牛神経の構造と機能を示す．

☑ 蝸牛神経核以降の聴覚（伝導）路の構造と機能を示す．

○ Key Words 聴覚の発達，聴覚の構造・機能，聴覚（伝導）路

1 聴覚の発達

　　耳介は胎生 3 ヵ月頃に形が整い，外耳道の発達は耳介の形成後も続き，胎生 7 ヵ月頃までに形成される．中耳は胎生期には羊水で満たされているが，新生児期には中耳の機能が完成する．内耳は胎生 6 ヵ月頃コルチ器（ラセン器）の形が完成され，新生児ではその機能が完成している．

　　新生児期（生後 28 日未満）には，音への反射は原始反射（大きな音に対して全身でびくっとする，眼瞼をぎゅっと閉じる，目を覚ますなど）が主体となる．

　　乳幼児期では，生後 3 ヵ月を過ぎる頃には，音のする方向に首を回す音源探索行動がみられる．生後 6 ヵ月頃には，音や声への振り向き反応がみられるようになる．

2 外耳，中耳，内耳，蝸牛神経の構造と機能

　　音の入口である外耳から，中耳，内耳，および内耳と中枢を結ぶ蝸牛神経までの構造（**図 1**）[1]と機能について取り上げる．

3 ことばとからだ（1）聴　覚

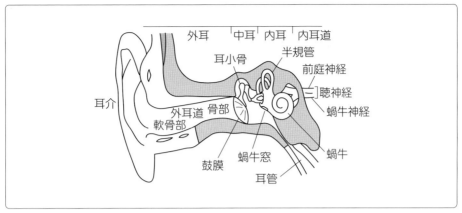

図1　耳の構造の模式図

(文献1) より)

1）外耳の構造と機能

　①耳介の構造と機能：頭の側面にあって聴覚経路の目に見える部分である．そのロート状の形や数多くのひだで音源の方向や距離を判断する働きの一部を担っている．更に耳介に平手をあて音の方向に向けると，1,000 Hz 以上の音では音圧が2倍になる増幅作用がある．

　②外耳道の構造と機能：外耳道の孔から鼓膜までの曲がった管状の通路で，軟骨部と骨部からなる．外耳道は一端が鼓膜で閉じられている管であり，音響学的にはいわゆる共振周波数が約 3,000 Hz の笛のような働きをしている．これは，ことばを理解するのに最も重要な音が，外耳道の長さによって自然に増幅されることを意味する．

2）中耳の構造と機能

　①中耳の構造：外耳道と側頭骨の中央にある中耳の空洞（中耳腔，鼓室とも呼ばれている）は鼓膜で隔てられている．鼓室は耳管を経由して咽頭とつながっており，内部の気圧が外気圧と等しくなるように調節されている．鼓室には身体のなかで最も小さな3つの骨，すなわちツチ骨，キヌタ骨，アブミ骨（耳小骨といわれる）（**図2**）[2]）がつながっており，耳小骨連鎖と呼ばれている．ツチ骨の長い突起は鼓膜に，アブミ骨の底板（アブミ骨底）は内耳の前庭窓に付着している．

　②中耳の機能：空気の振動は外耳道を経て鼓膜に伝わり，鼓膜を振動させる．この振動は鼓膜と内耳をつなぐ耳小骨を振動させ，最後にアブミ骨の底板のピストン運動となって内耳（蝸牛）のリンパ液に振動を伝える．この際，鼓膜とアブミ骨底の面積比と，耳小骨のてこの作用によって，鼓膜で受けた音圧は約 30dB ほど増強されて内耳に伝えられる．

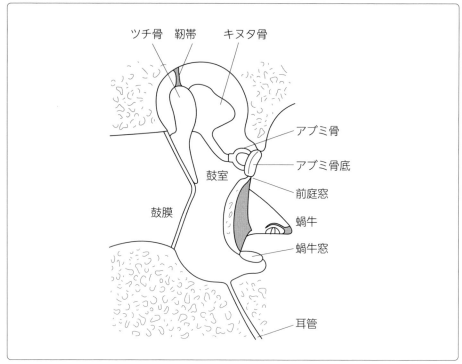

図2 中耳

(文献2) より)

3) 内耳の構造と機能

①内耳の構造：内耳は大豆一粒くらいの大きさの器官で，側頭骨に囲まれ"迷路"とも呼ばれる複雑な形をした管と袋状の構造である．内耳で音受器として働くのは，カタツムリの殻に似た器官の蝸牛で，ヒトではピアノの弦のように並んだ2回転半の管を形成しており，伸ばすと約30 mmになる．蝸牛の内部（**図3**)[2] は前庭階，鼓室階，中央階（蝸牛管）の3つの管からなり，前庭階と鼓室階はナトリウムイオン濃度が高い外リンパ液で満たされ，中央階（蝸牛管）はカリウムイオン濃度が高い内リンパ液で満たされている．中央階（蝸牛管）にはコルチ器があり，このコルチ器（**図4**)[2] はラセン器とも呼ばれており，聴覚にとって最も重要な音のセンサーである感覚毛が入っている．それは内側1列に内有毛細胞が，外側3列に外有毛細胞が，蝸牛の基底回転から2回転半の頂回転に至るまで整然と並んでおり，総数は内有毛細胞が3,500個，外有毛細胞が12,000個に達する．

このように小さな器官で空気の振動（音）を電気信号に変換する重要な働きをしている．

②内耳の機能：鼓膜からアブミ骨底に伝えられた音の振動は，蝸牛内のリンパ液を

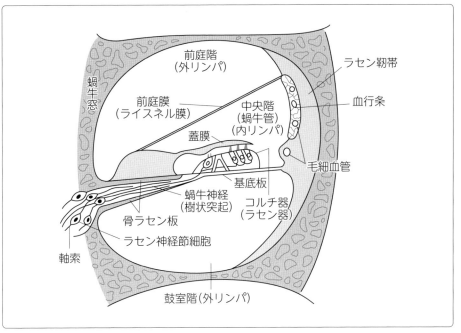

図3　蝸牛の断面

(文献2) より

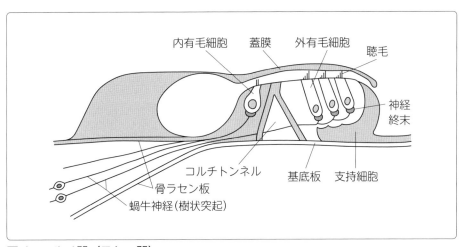

図4　コルチ器（ラセン器）

(文献2) より

動かすことになる．このリンパ液の振動が内・外有毛細胞を刺激することにより，音の情報は主に内有毛細胞を通じて蝸牛神経に伝達される．この音の情報は神経線維へ伝えるために電気インパルスに変換されて，蝸牛神経を通じて中枢神経系に瞬時に伝えられる．一方，外有毛細胞は音の振動によって能動的な伸縮運動を起こし，この運

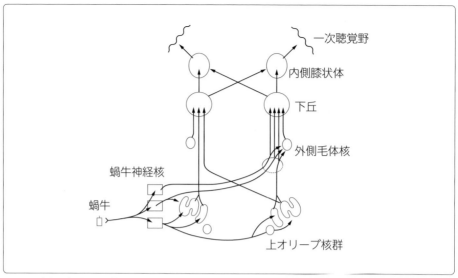

図5 中枢聴覚（伝導）路

(文献4) より)

動が内有毛細胞で受け取られる音の周波数分解能を高める働きをしている．蝸牛は特殊な構造をしているため，高い音（高い周波数）が主に蝸牛の底部の有毛細胞を刺激するのに対し，低い音（低い周波数）は主に蝸牛の先端部の有毛細胞を刺激する．

③蝸牛神経の構造と機能：内有毛細胞からの蝸牛神経[3]は太くて線維数が多いが，外有毛細胞からの蝸牛神経は非常に細くて数も少ない．9割以上の蝸牛神経は内有毛細胞を支配し，1割以下の蝸牛神経が内有毛細胞数の3倍に及ぶ外有毛細胞を支配している．

蝸牛から出た蝸牛神経は内耳道を通り，脳幹に至り，更に中脳に至る過程で，神経線維の細胞体が集まってできた蝸牛神経核を通ることになる．

3 中枢聴覚（伝導）路と聴覚皮質

耳に入力された音の情報を，大脳一次聴覚野に伝える脳内経路を中枢聴覚（伝導）路と呼ぶ．この中枢聴覚（伝導）路（**図5**)[4]では，蝸牛神経に伝えられた聴覚の信号は，蝸牛神経核を介して，主に反対側の上オリーブ核に伝えられ，次に中脳の下丘，更に視床の内側膝状体を経て，聴放線を形成し，最終的には大脳皮質側頭葉の横側頭回にある一次聴覚野で音として認知される．蝸牛神経核の神経細胞では，それぞれの核内で最も敏感に反応する周波数（特徴周波数）が，高い周波数のものから低い周波数のものへと規則正しく配列されている．これは tonotopic representation（周波数部位再現）と呼ばれている．更に上位の上オリーブ核や下丘においても，それぞれ

独立した tonotopic representation を持ち，独自の機能（例えば，下丘では，最も鋭い周波数選択性を持つ神経細胞があることが知られている）を分担すると考えられている．

　蝸牛神経核からオリーブ核に至る経路は反対側が優位であり，この傾向は大脳皮質に至るまで維持されており，聴覚の神経支配は反対側の支配が主となっている．

　一方，聴覚の両側支配（両耳の聴覚情報を脳に伝える神経が，両方の耳からの刺激を受けること）によって，音の方向知覚（左右の耳に到達する音の強度差や到達時間差によって方向を判定する）や，距離知覚（音圧レベルや音の種類によって音源の距離を経験的に知覚する）などが学習される．更に両耳聴（両耳で音を聞く）により，カクテルパーティ効果といわれる，騒がしい状況でも自分に関係のある音声情報だけが処理されるという聴覚の興味深い現象も挙げられる．

　以上のように，聴覚の働きにより，空気の振動として始まった音は，鼓膜や耳小骨の機械的振動，更に内耳のリンパ液の振動，次に感覚細胞（有毛細胞）へ送られ，最後は蝸牛神経の電気インパルスに変換され，中枢聴覚（伝導）路を上行して大脳皮質の一次聴覚野で音として認知される．更に音の信号が優位半球側頭葉上側頭回の感覚言語中枢に伝わると，音をことばとして理解することができる．

文　献

1）高木　明：聴覚器官の解剖・生理．聴覚障害学 第2版．医学書院，48，2010
2）山下裕司ほか：耳の構造と機能．聴覚検査の実際 改訂4版，南山堂，4-10，2017
3）力丸　裕：音響・聴覚系の心理学．岩波講座 認知科学3 視覚と聴覚．岩波書店，130-159，1994
4）伊藤壽一：聴覚中枢．21世紀耳鼻咽喉科 領域の臨床 No.6 聴覚．中山書店，97，2000

（進藤美津子）

【I章　ことばとは】

4 ことばとからだ (2) 発声発語

本項目のポイント

☑ ことばは肺からの呼気流をエネルギー源として作られる.

☑ 肺からの呼気流は気管支, 気管, 喉頭 (声帯), 咽頭, 口腔あるいは鼻腔を通ってことばになる.

☑ ことばの通り道のうち, 声帯より上方の部分を声道という.

☑ ことばの音源は声帯 (母音型音声) もしくは声帯より上方の声道内 (子音型音声) で作られる.

☑ ことばを作る器官は発声器官と構音器官とに分けることができる.

○ Key Words 発声発語器官の構造・機能, 呼気流, 声道, 音源

1 ことばが作られる場所

　　ことば (speech) は, 肺から吐く息 (呼気流) をエネルギー源とし, これを音に変換して音源を作り修飾を加えることによって作られる. 肺から出た呼気流は気管支, 気管, 喉頭, 咽頭を通って口腔あるいは鼻腔から外界へ出ていく (**図1**). ことばの通り道は呼吸の通り道 (気道) と同じであり, 呼吸器系にほぼ一致する (ただし, ヒトは口呼吸もできるが口腔は消化器系に含まれる).

　　ことばの通り道のうち, 音源を作り出す声帯およびそれより上方の部分すなわち喉頭, 咽頭, 口腔, 鼻腔の空間を声道 (vocal tract) と呼ぶ. 声道のうち口腔と咽頭は摂食器官でもある. ことばは肺からの呼気流がエネルギー源となり, 声道内の振動体もしくは弁構造によって音源が作り出され, より上方の声道の共鳴を受けて音色が変化して作られる (**図1**). ことばを作る体の部位とその仕組みは, 例えて言うなら管楽器とその演奏のようなものである.

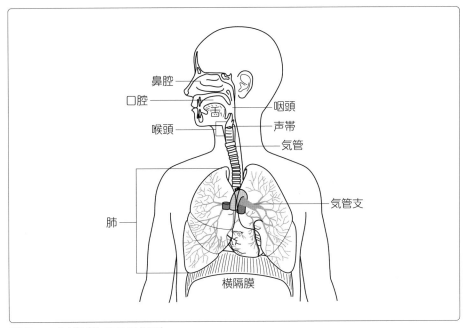

図1 ことばが作られる場所

2 ことばの音源

　ことばの音源には2種類ある．1つ目は母音や有声音の音源であり，声帯が振動することによって作られる．これを発声（phonation）と呼ぶ．この時の音は喉頭原音と呼ばれブザーのような音色である．この音が口あるいは鼻から体の外に出るまでの間に声道の形に応じた共鳴を受けて各言語音に特徴的な音色が付加される．

　2つ目は子音の音源であり，主に舌，口唇，軟口蓋，すなわち声帯より上方の声道内にある器官で作られる．子音の音源は声道内に一時的な狭めや閉鎖あるいは鼻腔への分岐を作り呼気を流れにくくすることで生じる．一般にこの種の呼気操作を構音（articulation）と呼ぶ．

3 発声発語器官

　ことばを作る器官を発声発語器官（speech organs）と呼ぶ．発声発語器官は発声器官と構音器官とに分けると理解しやすい．

　発声器官とは呼気流から音源（喉頭原音）を作り出す器官である．主なものは喉頭（声帯）である．

　一方，構音器官は喉頭原音に音色の変化を付加する，あるいは子音の音源を作る器官である．主なものは舌，口唇，軟口蓋である．

I章　ことばとは

4　発声器官の構造と機能

1）肺と発話時の呼気調節

　　ことばを作るためには，まず肺から呼気が流れ出て行かなければならない．その際，呼気を出すタイミングや強さ（呼気努力）の調節が必要である．しかし，肺には筋肉もなくスポンジのような構造であるから，肺自体がことばを作るために必要な運動をするわけではない．肺は外枠をなす胸郭に付着する内肋間筋や外肋間筋，底部に接する横隔膜，あるいは腹筋群といった多数の呼吸筋群の運動によって受動的に縮小または拡大する．これによって呼気と吸気が行われ，発話時には意図した発話に応じた呼気調節がこれに加わる．つまり，ことばの生成には呼吸筋群も少なからず関与している．

　　発話時の呼吸数は1分間に12〜20回であり安静呼吸時とさほど違いはないが，吸気と呼気の時間の割合にはかなりの差がある．安静呼吸時の吸気と呼気の時間（吸気相と呼気相）はおよそ1:1.5〜2の割合であるが，発話時には呼気相が長くなり，時には1:9の割合にまで延長する[1]．また，安静呼吸時の呼気量（1回換気量）は肺活量の10%程度であるのに対し，発話時には，普通の会話では約25%，大きい声で話す時には約45%の呼気を使用する[1,2]．

2）喉頭および声帯の構造

　　肺から出た呼気流は気管支，気管を経て喉頭に送られる．喉頭は前頸部に位置し，気管と咽頭の間を占める．

　　喉頭の形状は管もしくは箱のようであり，英語の俗称ではvoice boxと呼ばれている．数個の軟骨が枠組みとなり，互いに関節で機械的に，もしくは靭帯，結合織性の膜あるいは筋肉で連結されている．喉頭の枠組みをなす軟骨には輪状軟骨，甲状軟骨，左右一対の披裂軟骨，喉頭蓋軟骨がある（**図2**）．

　　喉頭の断面を見ると，内側の空間は砂時計のような形をしている．上方の空間は喉頭前庭，下方の空間は声門下腔であり気管に連なっている．両空間の間のくびれた部位に二重のひだのような形をした構造物がある．上方が仮声帯（かせいたい），下方が声帯，両者の間にある小さな空間が喉頭室である（**図3**）．

　　喉頭には5つの内喉頭筋があり，発声に重要な役割を果たしている．内喉頭筋のうち発声時や嚥下時に声帯を内転させる（閉じる）働きがあるのは外側輪状披裂筋，披裂筋，甲状披裂筋（その内側部分を声帯筋と呼ぶ）である．一方，声帯を外転させる（開く）働きがあるのは後輪状披裂筋である．なお，声を高くする働きがあるのは輪状甲状筋である（次節「3）声の高さの調節」参照）（**図4**）．

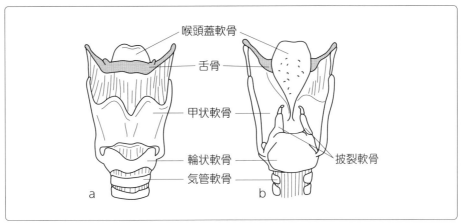

図2　喉頭と周囲の軟骨・骨
a：前方からみた図．b：後方からみた図．

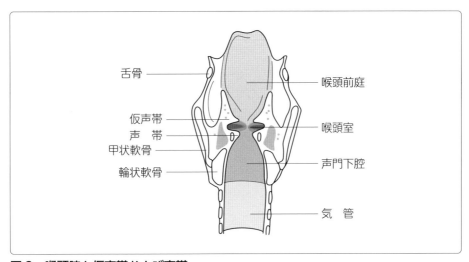

図3　喉頭腔と仮声帯および声帯
喉頭腔はひだ状の構造物（仮声帯および声帯）によって，上から喉頭前庭，喉頭室，声門下腔の3つに分けられる．

　声帯は左右一対あり甲状軟骨の内側に位置している．安静呼吸時にはやや開いた位置にあり（中間位），上から見るとアルファベットのVの字のように見える．Vの字の頂点が体の前方である．声帯は吸気時に外転し（開大位），発声時や嚥下時には内転する（正中位）（**図5**）．左右声帯の間の空間を声門と呼び，発声時には左右声帯が内転することにより狭くなる．狭くなった声門の間を肺からの呼気流が通過する時に声帯を振動させると喉頭原音（声）が出る．

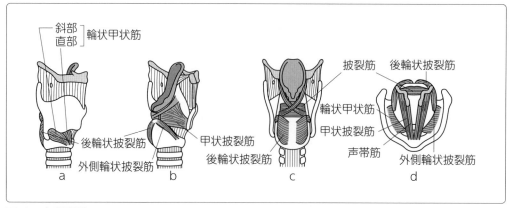

図4 内喉頭筋
a：右側方からみた図．b：右側方からみた図（甲状軟骨の一部を外す）．c：後方からみた図．d：上方からみた図．

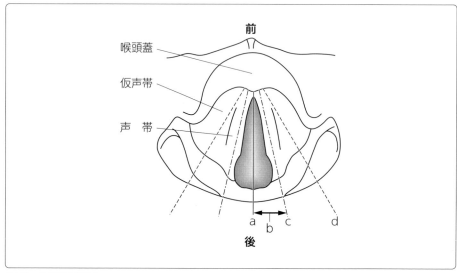

図5 声帯の位置
a：正中位（発声時，嚥下時）．b：副正中位．c：中間位（安静呼吸時）．d：開大位（深吸気時）．

3）声の高さの調節

　　声の高さは声帯振動数によって決定される．声には多くの周波数成分が含まれるが，聞き手が感じる声の高さは1秒間当たりの声帯振動数によって決まる．例えば，ある人が「あー」と発声した時の声帯振動数が1秒間当たり120回であれば，その声を聞いた人が感じる声の高さは120 Hzとなる．ことばのアクセントやイントネーション，あるいは歌唱における声の高さの変化は主として声帯の張力（vocal fold tension）を調節することにより実現される．声を高くする際には，輪状甲状筋が収縮し輪状軟骨と甲状軟骨前面との距離が短くなり，声帯が引き伸ばされて張力を増す（**図6**）．これにより声帯振動が速くなり単位時間当たりの振動数が増して声が高くなる．

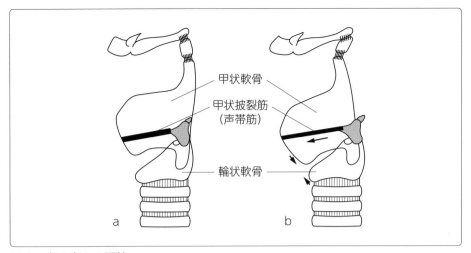

図6 声の高さの調節
a：楽な高さでの発声．b：高い声での発声．
高い声を出す時は輪状軟骨と甲状軟骨前面との距離が短くなり，声帯は引き伸ばされて張力を増す（b）．

5 構音と構音器官

　　構音とはことばの音を作ることを意味し，「発音」あるいは音声学の用語である「調音」と同義である．より具体的には，舌，口唇，軟口蓋をはじめとする声道の諸器官が特定の運動をする，もしくは位置をとることによって子音の音源を作る，あるいは声道の共鳴を変化させることを意味する．

　　舌は最も重要な構音器官である．舌は全体の形と口腔内での位置により母音を作り出し，精確かつ素速い運動によって大多数の子音の音源を作り出す．

6 構音器官の構造と機能

1）舌

　　舌は口腔内にある筋でできた構造物であり，4つの外舌筋（オトガイ舌筋，舌骨舌筋，茎突舌筋，口蓋舌筋）と，4つの内舌筋（上縦舌筋，下縦舌筋，横舌筋，垂直舌筋）からなる（**図7，8**）．

　　外舌筋とは舌以外の部位に始まり舌に終わる筋であり，口腔内で舌の位置を変える働きを持つ．一方，内舌筋とは舌に始まり舌に終わる筋であり，舌の形，特に舌先の形を変える働きがあり，ことばを作る際に重要な役割を果たしている．

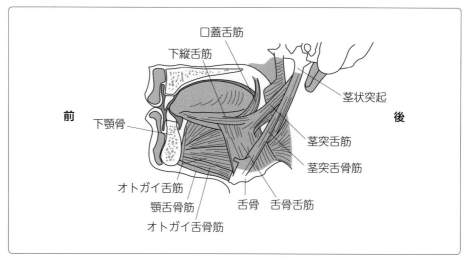

図7　外舌筋とその周辺

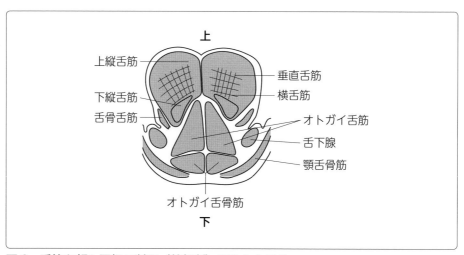

図8　舌筋を額と平行な断面（前額断）でみたところ

2）口唇

　　口唇は上唇と下唇とに分けられ，口腔の開口部を取りまき口輪筋によって裏打ちされている．赤唇部（赤く見える部分）を持つことがヒトの口唇の特徴である．

　　口唇の形を変えることに関与する筋は多数ある（**図9**）．口輪筋は口唇をとりまく筋であり，口唇を閉じる，突き出す，丸める働きを持つので，特に両唇の閉鎖を要する音（パ行音，バ行音，マ行音）の構音に重要である．オトガイ筋は下顎骨のオトガイ部に始まり下方に向かい皮下に終わる筋であり，収縮すると下口唇の突き出しが起き

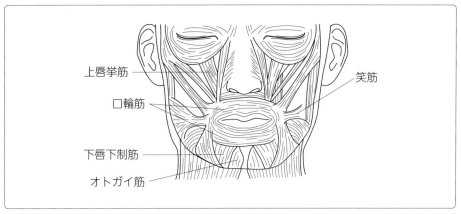

図9 口周囲の筋

る．その他に上唇挙筋と下唇下制筋はそれぞれ上唇の挙上と下唇の下制をもたらし，笑筋は口角を外側に引く筋であり，文字通り笑顔を作る時に使われる．

  文 献

1) 廣瀬　肇訳：新 ことばの科学入門 第2版．医学書院，61-71，2008
2) Hixon TJ et al：Preclinical speech science-Anatomy, physiology, acoustics, and perception 3rd ed. Plural Publishing, 45-55, 2018

（石毛美代子）

【I章　ことばとは】

5 ことばと脳

本項目のポイント

☑ 神経系は階層的な構造をしていて，脳はこのうち中枢神経系の上位にあたる.

☑ 一次運動野は中心前回，一次体性感覚野は中心後回であり，前方言語野は下前頭
回後方のブローカ野，後方言語野は上側頭回後方のウェルニッケ野である.

☑ 言語の主な入力面には聴覚（言語音）と視覚（文字）があり，主な出力面には発
話と書字がある. それぞれ脳の特定の経路が深く関わる.

☑ 高次の音声言語障害には，聴覚理解障害をきたす純粋語聾とウェルニッケ失語，
および発話障害をきたすブローカ失語と発語失行があり，文字言語障害には失
読・失書がある.

☑ ウェルニッケ・リヒトハイムの図式は，様々な失語型を理論的に説明する古典モ
デルであり，3つの言語中枢とその結合，および復唱が鍵となる.

○ Key Words 脳の構造・機能，運動野・感覚野，言語野，脳損傷

1 脳の解剖と生理

1）脳と神経系

神経系は**図1**に示す通り，階層的な構造をしている. より上位の中枢神経系と，下
位の末梢神経系に分けられ，脳は中枢神経系のなかでも上位にあたる. 上位というの
は，動作の計画や外部情報の解釈など，より複雑な処理に関わるレベルという意味で
ある. これに対して下位は，動作の実行や外部情報の取り込みなど，より運動・感覚
機能に直接関わるレベルを指す.

脳は大脳・間脳・脳幹・大脳基底核・小脳に分けられる. 大脳は灰白質である皮質
と，その深部にある白質からなり最も中枢である. 大脳は左右ほぼ同じ形をしていて，
左右の大脳半球は白質の交連線維束である脳梁でつながっている. 間脳は大脳の深部
正中にあり，視床・視床下部・松果体などからなる. 脳幹は間脳の下に続く部分で，

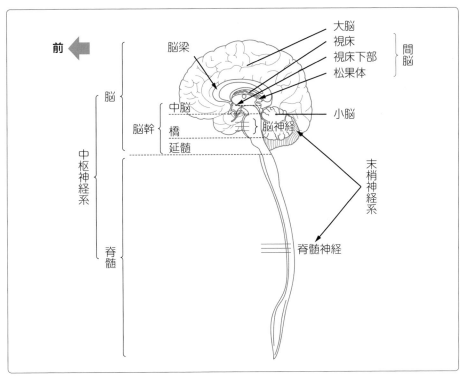

図1　神経系の階層構造

上から中脳・橋・延髄に分けられる．大脳基底核は尾状核・被殻・淡蒼球・黒質・視床下核という複数の神経核からなり，視床の外側・下部および中脳に存在する．間脳と大脳基底核は大脳白質の中に埋まった神経核群であり，脳表面からは見えない．なお，大脳基底核のうち黒質は中脳の一部でもある．小脳は脳幹のちょうど後ろにあり，脳幹を介して大脳とつながっている．

　脳幹の下に続く部分を脊髄といい，主に手足の運動と感覚に関わる．脊髄から出て筋肉・皮膚をつなぐ末梢神経が脊髄神経である．言語に関しては，書字の際に上肢筋をコントロールするうえで重要である．一方，脳幹から出て顔面や頸部の筋肉・皮膚をつなぐ末梢神経を脳神経といい，左右12対ある．このうち，三叉神経・顔面神経・舌咽神経・迷走神経・舌下神経が発話に，内耳神経が言語の聞き取りに，視神経や動眼神経・滑車神経・外転神経は書字の際の視覚情報伝達と視線のコントロールに関わる．また，末梢神経のうち意志と関係なく働くのが自律神経であり，呼吸・循環・内分泌など内臓機能のコントロールに関わる．中枢からの司令を伝える自律神経には，交感神経・副交感神経という相反する働きの神経系がある．

2）運動野・感覚野，そして言語野

　大脳皮質は**図2**のように区分される．この時，脳溝を目安にして区分するのが一般

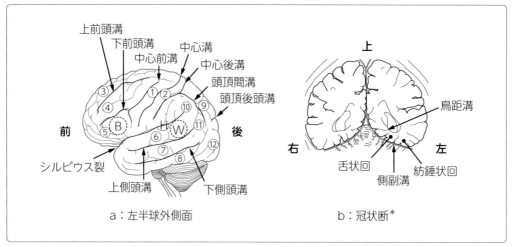

図2 大脳皮質の区分
①中心前回，②中心後回，③上前頭回，④中前頭回，⑤下前頭回，⑥上側頭回，⑦中側頭回，⑧下側頭回，⑨上頭頂小葉，⑩縁上回，⑪角回，⑫後頭回，B：ブローカ野，W：ウェルニッケ野，H：横側頭回（ヘシュル回）．
*冠状断＝脳を前方からみた断面．

的である．前頭葉と側頭葉を分ける深い溝をシルビウス裂という．また前頭葉と頭頂葉を分けるのは中心溝，頭頂葉と後頭葉を分けるのは頭頂後頭溝である．側頭葉・後頭葉を明確に分ける脳溝はない．

一次領野：単純で基本的な機能を担う大脳皮質の領域を一次領野という．中心溝のすぐ前方に中心前溝という脳溝があり，この2つの脳溝に挟まれた領域が中心前回（①）である．ここは一次運動野で，最終的な運動指令を出す運動中枢である．中心溝の後ろには中心後溝があり，中心溝と中心後溝に挟まれた領域は中心後回（②）である．ここは一次体性感覚野であり，全身の温度覚・痛覚・触覚などの皮膚や関節を介して感じられる感覚の中枢である．一般に運動野・感覚野といえばこの2つの一次領野を指すが，その他の一次感覚野として，一次視覚野が後頭葉の内側面（鳥距溝の上下皮質）に，一次聴覚野が側頭葉のシルビウス裂側の隠れた面にある（横側頭回またはヘシュル回という）．

二次領野（連合野）：一次領野以外は二次領野である．連合野ともいい，ヒトでは最も発達していて，高次脳機能の中心である．前頭連合野は上・下前頭溝によって上・中・下前頭回（③④⑤）に分けられる．側頭連合野も同様に上・下側頭溝によって上・中・下側頭回（⑥⑦⑧）に分けられる．頭頂連合野は，頭頂間溝によって上下に分けられ，上方を上頭頂小葉（⑨），下方を下頭頂小葉という．下頭頂小葉は更に2つに分けられ，前方はシルビウス裂が上行した付近にある縁上回（⑩），後方は上側頭溝が上行した付近に広がる角回（⑪）である．頭頂後頭溝の下には後頭回（⑫）が広がるが，後頭葉に関しては内側面の方がより重要で，側副溝の外側には紡錘状回が，内側には舌状回がある（**図2b**）．

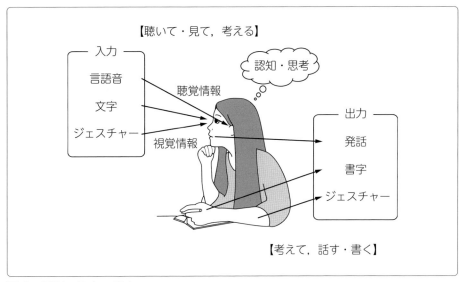

図3 言語の入力・出力

　言語野：左右半球のうち，言語に深く関わるのは一般に左半球である（言語優位半球）．左シルビウス裂を囲む領域全体が特に関わりが深く，傍シルビウス裂言語領域と呼ばれる．なかでも関わりの深い部分を言語野といい，下前頭回後方にあるブローカ野を前方言語野，上側頭回後方にあるウェルニッケ野を後方言語野という．これらを弓状束という神経線維の束が皮質下でつないでいる．この他，中前頭回や中心前回・中心後回の下部，縁上回・角回，中下側頭回後方（紡錘状回を含む），および前部側頭葉も言語に深く関わる[1]．

　左右の大脳半球は，それぞれ得意とする処理があると考えられており，側性化という．左半球は言語の他に行為（目的のある動作）とも深い関わりがある．したがってその損傷により失語や失行を生じる．一方，右半球は視覚認知や空間認知に深い関わりがあり，損傷を受けると半側空間無視などを生じる．右利き者では左半球が言語優位である場合が圧倒的に多く，左利き者ではその比率が下がるが，それでも左半球が優位であることが多い．

2 入力と出力

　言語とは，コミュニケーション手段となる音声や文字などの記号体系のことである．「聴く」「話す」に使われる音声言語（口頭言語，話しことば）と，「読む」「書く」に使われる文字言語がある．また手話も言語の一つである．

　言語がヒトの身体でどのように実現されるのかを考えてみよう（**図3**）．まず，ことばやイントネーションなどの聴覚情報，文字やジェスチャーなどの視覚情報，その他

Ⅰ章　ことばとは

表1　言語処理の入力・出力

様式	言語機能	入力に関わる領域	
		レベル	主な領域
聴覚入力	聴く	1）耳～脳神経	外耳→中耳→内耳→蝸牛神経→
		2）脳幹	蝸牛神経核→外側毛帯→下丘→
		3）間脳～大脳	内側膝状体→横側頭回（ヘシュル回）→ウェルニッケ野
視覚入力	読む	1）目～脳神経	網膜→視神経→視交叉→視索→
		2）間脳～大脳	外側膝状体→視放線→鳥距溝→後頭側頭葉（紡錘状回）

様式	言語機能	出力に関わる領域	
		レベル	主な領域
発話出力	話す（発話）	1）大脳皮質	大脳連合野（ブローカ野等）→一次運動野→
		2）大脳白質～脳幹	内包→大脳脚→脳幹神経核→
		3）脳神経～筋	三叉・顔面・舌咽・迷走・舌下神経→構音器官
発話・書字共通	小脳・大脳基底核		
書字出力	書く（書字）	1）大脳皮質	大脳連合野（上下頭頂小葉，中前頭回等）→一次運動野→
		2）大脳白質～脊髄	内包→大脳脚→脊髄前角→
		3）脊髄神経～手指筋	脊髄神経→書字運動筋

表の1）～3）は連続したレベルであり，したがって主な領域に示す矢印は次のレベルに続くことを指す.

の情報が目や耳などの感覚器を通して入力される．これらの入力情報は脳内で処理され，認知され，思考に使われる．そして，思考した内容を発話や書字などの運動出力として外部に知らせることにより，コミュニケーションが成立する.

　このように，言語に関わる身体の領域を，入力側と出力側に分けて整理しておくと，言語の障害について考える時に理解しやすくなる．**表1**に，①聴覚入力，②視覚入力，③発話出力，④書字出力に関わる神経機能を，レベルごとにまとめた.

1）入力

　①聴覚入力：聴覚伝導路を**図4**[2)]に示す．言語音情報は外耳→中耳→内耳と伝わり，第8脳神経である内耳神経（聴覚を伝えるのはこのうち蝸牛神経）を経て脳幹の蝸牛神経核に伝わる．その後，外側毛帯から下丘へと脳幹内を上行し，間脳レベルに達する．視床後部にある内側膝状体を経て，一次聴覚野である横側頭回（ヘシュル回）に情報が到達すると，初めて「何かが聞こえた」ことがわかる．しかし言語音として「バナナ」などとわかるのは，更に先の二次聴覚野（聴覚連合野）であるウェルニッケ野

48

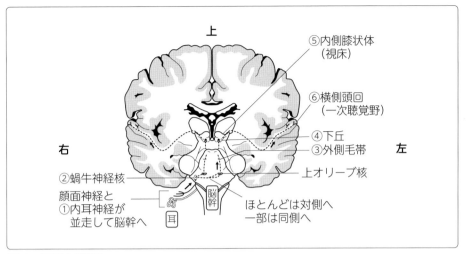

図4 聴覚伝導路
冠状断図に示す.

(文献2）より改変)

に到達してからである．ことばの意味を理解したりするには，更に広い領域の連合野が働く．この経路のなかで，左耳入力の情報の多くは右の神経核へ，逆に右耳は左へ，という具合に左右交差して伝わる．

②視覚入力：視覚伝導路を**図5**[2)]に示す．文字言語は視覚情報処理を受ける．目から入った視覚情報は，網膜→視神経→視索と伝えられ，視床後部にある外側膝状体に至った後，視放線（この一部は前方に弧を描いて下方を通るマイヤーズループである）となって後頭葉の鳥距溝に投射する．ここが一次視覚野である．この時点で「何かが見えた」ということはわかるが，文字という言語情報として認知できるのは二次視覚野（視覚連合野）に到達してからである．これは紡錘状回（**図2b**）を中心とした左後頭側頭葉領域にある．聴覚と同様，左視野入力の情報は右脳へ，右視野入力の情報は左脳へ交差して伝わる．この交差は左右の目に共通である．視野の外側（耳側）の情報は網膜の内側に到達し，視交叉で対側に交差するためである．

2) 出力

①発話出力：思考したことを他者に伝えるためには，まず発話計画が行われる．これはブローカ野，運動前野，補足運動野などを含む前頭連合野全体で行われるが，この発話計画過程については十分にわかっていない．そして具体的な発話筋の運動に関する司令を出すのは，一次運動野である中心前回である．この情報は大脳白質にある内包，中脳にある大脳脚などを経て，脳幹神経核に至る．この伝導路を錐体路，特にこの脳幹に終止する経路は皮質延髄路という．ここから，顔面・舌咽・舌下神経などの脳神経が構音運動を行う筋に司令を伝え，発話が実現する．

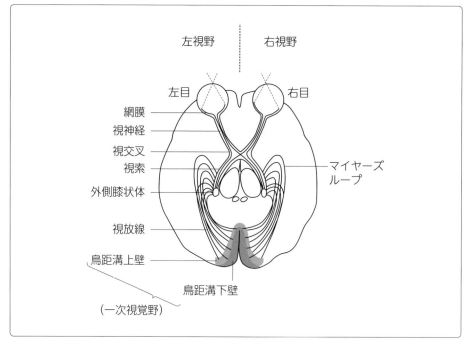

図5　視覚伝導路
頭部を上から見た図．

（文献2）より改変）

　②書字出力：思考を書字で表現するには，書字運動計画に関わる大脳連合野が働く．主な領域は，中前頭回後部にあるエクスナー中枢，上下頭頂小葉，側頭葉後下部である．次に具体的な書字運動実現に関わる領域として中心前回が働くが，これは発話に関わる領域より上方（背側）である．この司令は白質にある内包，中脳にある大脳脚などを経て脊髄前角細胞に至る．この脊髄まで下降する伝導路は，錐体路のなかでも皮質脊髄路と呼ばれる．書字運動司令は脊髄神経を経て手指筋へ伝えられる．

　なお，発話・書字とも，小脳や大脳基底核がその調節に関わる．

3　入出力とその障害

　上記の入力・出力の考えに基づくと，脳損傷によってどのような障害が生じ得るだろうか．ここでは音声言語と文字言語に分けて考えてみる．**表2**と**表3**に障害の概略をまとめた．

1) 音声言語（表2）

　①聴覚理解：聴覚入力経路のうち，外耳・中耳疾患は伝音難聴，内耳以降の疾患では感音難聴になる．感音難聴のなかでも，内耳疾患では迷路性難聴，蝸牛神経から一

5 ことばと脳

表2 音声言語の障害

言語機能	主な損傷レベル	障害
聴覚理解	1) 外耳・中耳	伝音難聴
	2) 内耳	迷路性難聴 } 感音難聴
	3) 蝸牛神経～一次聴覚野	後迷路性難聴
	4) 両側一次聴覚野	皮質性聴覚障害（皮質聾）
	5) 両側または左上側頭回前部	純粋語聾
	6) 左上側頭回（ウェルニッケ野）	ウェルニッケ失語
発話	1) 左下前頭回（ブローカ野）＋中心前回など	ブローカ失語
	2) 左中心前回，運動前野，ブローカ野，島	発語失行
	3) 大脳白質～構音器官，小脳，大脳基底核	構音障害

次聴覚野までの障害では後迷路性難聴になる．両側一次聴覚野の損傷であらゆる音の知覚が障害されるのを，皮質性聴覚障害（皮質聾）という．

音が聞こえたのはわかるが，その意味がわからない状態を聴覚失認という．狭義では環境音失認（ドアを開ける音，パトカーの音などがわからない）をさすが，広義では純粋語聾（言語音だけが聞き取れない）や感覚性失音楽（音のピッチ・メロディ・リズムなどがわからない）も含む．両側一次聴覚野の損傷では皮質聾を，左上側頭回前部の損傷では純粋語聾を生じる．

左上側頭回後方 1/3 あたりはウェルニッケ野で，聴覚理解に関する言語中枢とされている．この領域の障害ではウェルニッケ失語を生じ，発話は流暢にできるが，聴覚理解に顕著な障害をきたす．

②発話：発話出力経路のうち，大脳皮質以外の損傷で生じるのは構音障害である．いわゆるろれつが回らない，不明瞭な発話になる．皮質延髄路の障害，大脳基底核疾患，小脳疾患，筋疾患，末梢神経障害など，病巣によって構音障害にも特徴がある．

非流暢な発話になる原因には発語失行がある．構音障害は誤りパターンが決まっていていつも同じ音で同じように誤るが，それが一貫しないのが発語失行である．構音障害は音の出力実行に関わる器官の障害で生じるのに対して，発語失行は発話運動のプログラミングの障害が原因と解釈されている．発語失行の他の特徴として，音の歪み，一音ずつ途切れるような発話（日本語の場合，ローマ字だけで書かれた文を読むような発話），プロソディ（言語音のメロディ）障害，誤りを自己修正しようとする傾向などが挙げられる．左中心前回や運動前野，ブローカ野，島などの損傷で生じる．

ブローカ失語は，この発語失行の特徴を持ちつつ，それが発話に限定されず書字に

Ⅰ章　ことばとは

表3　文字言語の障害

言語機能	主な損傷レベル	障害
読字	1）左後頭葉内側（一次視覚野）＋脳梁	古典的純粋失読
	2）左後頭葉後下部	文字（仮名）の失読
	3）左側頭葉後下部（紡錘状回中部）	単語（漢字）の失読
書字	1）左中前頭回後部（エクスナー中枢）	前頭葉性純粋失書
	2）左上頭頂小葉・左下頭頂小葉	頭頂葉性純粋失書
	3）大脳基底核	小字症

も出力の障害が現れるものである．聴覚理解にも障害がみられ，特に文法理解が困難になる．ウェルニッケ失語と異なり，ブローカ野だけ障害されても典型的なブローカ失語にはならない．

2）文字言語（表3）

　①読字：視覚情報処理経路は，一次視覚野に到達したあと2つに分かれる．このうち側頭葉方向に伝わる経路を腹側経路といい，一般に文字の視覚的な情報はこの経路で処理される．したがって左後頭側頭葉の病巣により，読みの障害である失読が生じる．

　書けるのに読めない，純粋失読という状態を呈することがある．古典的な説明では，これは左後頭葉内側（一次視覚野）と脳梁の2か所に損傷がある時に生じる．右視野に提示された文字に関しては，左一次視覚野損傷による右半盲のため，文字にかぎらずそもそも何も見えない．左視野にある文字は右一次視覚野に投射されるが，言語情報である文字は左半球に伝達されて初めて読めるので，脳梁に損傷があると伝達が障害されて失読になるというわけである．

　しかし，脳梁に損傷がなくても純粋失読になることがある．文字を見たとき，私たちは文字の形を認知するだけでなく，音（音韻）イメージも自然に喚起される．したがって，文字という視覚情報は，音韻イメージを処理する音韻経路と，形を処理する形態経路を通って，意味情報のある連合野にアクセスすると考えられている．音韻経路は中後頭回→シルビウス裂深部の側頭頭頂皮質→上側頭回後部を経て意味情報にアクセスする．形態経路は下後頭回→紡錘状回中部［ここに単語の視覚中枢である視覚単語形態領域（visual word form area）がある］・下側頭回後部を経て意味情報にアクセスする（**図6**）[3]．音韻経路は主に文字（日本語では仮名），形態経路は主に単語（日本語では漢字）の読みに関わる．したがって，左後頭葉後下部損傷では仮名文字，

52

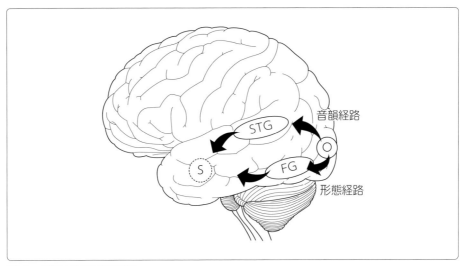

図6 読み書き二重回路
S：意味情報, FG：紡錘状回, STG：上側頭回, O：後頭回.

(文献3)より

左側頭葉後下部・紡錘状回損傷では漢字や単語の純粋失読をきたし得る．

②書字：文字は視覚情報であるが，私たちは文字学習において何度も字を書くことによって記憶している．したがって，視覚だけでなく上肢の運動情報としても文字は記憶されているはずである．また，書字の時の関節の動きや手指に鉛筆が当たる感覚なども記憶されている．したがって，それらに関わる領域の損傷がある時には，読めるのに書けない，純粋失書になり得る．大きく分けると頭頂葉性失書と前頭葉性失書があり，このうち頭頂葉では左上・左下頭頂小葉の障害とも失書をきたし得る．後頭葉から頭頂葉に向かう視覚情報処理経路のことを背側経路といい，前述の失読は腹側経路，失書は背側経路の障害で生じる．一方，前頭葉損傷によっても純粋失書を生じることがあり，左中前頭回後部（エクスナー中枢）の損傷が重要である．なお，失書ではないが，大脳基底核損傷では小字症（文字が小さくなる）をきたす．

4 ウェルニッケ・リヒトハイムの図式と失語型

失語は内言語の障害である．内言語とは思考する時に用いる言語であり，したがって失語は音声言語だけの障害ではなく，通常文字言語の障害も伴う．しかしここでは特に音声言語の点から種々の失語型を理論的に説明した，ウェルニッケ・リヒトハイムの図式という古典モデルについて述べる．

1）モデルの概要

発話と聴覚理解に中心的に関わる脳領域として，3つの中枢を仮定している．**図7a**

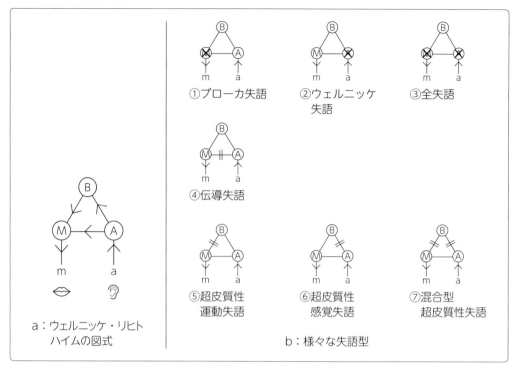

図7 ウェルニッケ・リヒトハイムの図式と失語型
A：聴覚言語中枢，M：運動言語中枢，B：概念中枢，a：聴覚入力，m：発話運動．

のAが聴覚言語中枢（Auditory, 聴覚），Mが運動言語中枢（Motor, 運動），Bが概念中枢（Begriff, 概念）である．Aは聴覚入力（a）を言語として認知する中枢，Mは考えたことを発話運動（m）実現に向ける発話中枢，Bは思考のもとになる概念の中枢である．

　他者の発話を理解し，自身の考えを発話するためには，この3つの中枢が正しく働いている必要がある．本項目のここまでの知識でいくと，Aがウェルニッケ野，Mがブローカ野に相当することは理解できるだろう．概念中枢は実際には脳内に分散しているかもしれないが，ここでは中枢が1つあると仮定して考える．

　3つの中枢は大脳皮質に存在し，皮質下白質の神経線維がこれらをつないでいると考える．図7の線はそれを示している．中枢の障害だけでなく，これら神経線維の離断によっても，失語が生じ得る．

　ここで，図7aを使って言語機能がどのように表現されるのかを考えてみよう．例えば，誰かが「バナナ」と言ったとする．この言語音を聞いて，日本語「バナナ」である，と認知する過程はa→Aと表せる．しかし，バナナが果物の一種であり，黄色い，甘い，いい香りがする，など「バナナ」がどういうものかがはっきりわかる過程はa→A→Bであり，概念中枢まで達する必要がある．逆に，おなかが空いたのでバナナが食べたいとする．「バナナ」を思い浮かべてから「バナナ」という言語音を発話す

る計画は B→M と表せる．実際に「バナナ」と発話するのためには，筋に運動指令が伝わらなくてはならないので B→M→m という過程になる．

では，「バナナ」について考えることなく，聞こえた「バナナ」という言語音をオウム返しに言う場合はどう表せるだろうか．これは B を経る必要がなく，a→A→M→m という過程になる．このオウム返しに真似して言う機能を復唱という．すなわち，この過程に損傷がなければ復唱は良好に保たれることになる．

2) 様々な失語型

図 7a に基づいて様々な失語型を説明すると**図 7b** のようになる．

①中枢 M のみの損傷：発話は非流暢だが言語理解は良好な，ブローカ失語になる．ただし，前述のように，実際にはブローカ野に限局した病巣では典型的なブローカ失語にはならない．

②中枢 A のみの損傷：発話は流暢だが，言語理解が障害されるウェルニッケ失語になる．

③中枢 M と A を含む広い損傷：2 つの言語中枢を含む広範な領域に損傷がある場合は全失語になる．なお，概念中枢はこの図式上は失語で障害されない．

④A-M の離断のみ：復唱はできなくなるが，自分の考えを話したり（自発話），他者の話す内容を理解することはできる．これを伝導失語という．ただし，実際には自発話や呼称（目の前にある物品の名前を言う）も障害される．

⑤B-M の離断のみ：伝導失語とは逆に，復唱はできるのに自発話ができない．言語理解は良好である．形式上はブローカ失語の復唱ができるタイプだが，実際には発話は非流暢というよりも発話量が少なく，不必要に復唱する傾向（反響言語）が特徴である．これを超皮質性運動失語という．

⑥A-B の離断のみ：これも復唱ができる失語であるが，復唱できてもその意味が理解できていない．形式上はウェルニッケ失語の復唱ができるタイプで，超皮質性感覚失語という．これも反響言語がみられる．

⑦B-M と A-B の離断：一見全失語なのに復唱ができ，反響言語のみがみられるタイプで，混合型超皮質性失語という．言語野自体の損傷がないか軽微で，その周囲が広範に障害された時に生じやすいため，言語野孤立症候群ともいう．

なお，a→A の損傷で純粋語聾，M→m の損傷で発語失行が生じ，これらは失語とは異なる．

各失語型と，想定されている主な損傷部位を**表 4** にまとめた．表の症状特徴は一般的な傾向を示しており，失語の重症度によっては異なることに留意してほしい．8 型のうち，健忘失語だけはウェルニッケ・リヒトハイムの図式で説明できない．3 つの「超皮質性失語」と伝導失語は，この図式では皮質下の線維の離断で生じると予測され

表4　様々な失語型と病巣

流暢性	失語型	損傷部位（左半球）	症状特徴*				
			自発話	聴覚理解	呼称	復唱
非流暢性失語	ブローカ失語	下前頭回後方，島，運動前野，中心前回	不良	良好	不良	不良
	超皮質性運動失語	背外側・内側前頭前野，補足運動野	不良	良好	不良	良好
	全失語	言語野全体	不良	不良	不良	不良
	混合型超皮質性失語	言語野以外広範	不良	不良	不良	良好
流暢性失語	ウェルニッケ失語	上側頭回後方	良好	不良	不良	不良
	伝導失語	縁上回，弓状束	良好	良好	不良	不良
	超皮質性感覚失語	中下側頭回，下前頭回後方	良好	不良	不良	良好
	健忘失語	中下側頭回など	良好	良好	不良	良好

*ここで示す症状特徴とは，WAB (Western Aphasia Battery) 失語症検査の項目を表す．したがって自発話には流暢性と情報（発話内容に含まれる情報が適切か否か）が含まれる．

ているが，実際には表に示したとおり皮質の損傷でも生じる．また，ブローカ野単独損傷ではブローカ失語にならず，むしろ超皮質性感覚失語を呈することもある．ブローカ失語の非流暢性は発語失行が基盤であり，発語失行はブローカ野だけでなくむしろ中心前回や運動前野，島などに損傷があることも重要である[4]．このように現代では図式で説明できないことも多いが，失語分類においては十分役割を果たしてきた．複雑な高次脳機能を考える際には，このように入力・出力に基づいた情報処理モデルを仮定して考えることが重要であることを示しているといえよう．

文献

1) 永井知代子訳：言語脳アトラス 高次脳機能を学ぶ人のために．インテルナ出版，2015
2) 永井知代子：15章で学ぶビジュアル臨床神経学．医歯薬出版，2021
3) 櫻井靖久：読み書き障害の2重回路説の進展．神心理 34：2-8, 2018
4) 永井知代子：発語失行．発話障害へのアプローチ．廣瀬 肇監，インテルナ出版，99-130, 2015

（永井知代子）

コラム A-1　言語聴覚障害学と言語聴覚士の歴史と発展

言語聴覚障害学は「正常なコミュニケーション過程の科学的究明を基盤として，複雑多岐にわたる言語聴覚障害像の記述，評価，原因の究明，治療ないしリハビリテーションの方法論の開発と体系化を目指す応用科学の一分野」[1]と定義される．

言語聴覚障害学は米国において最も著しい発展を遂げている．20 世紀初頭の 1908 年に最初の言語治療教室が設置され，1920 年には大学において専門家の養成が開始され，1925 年には職能・学術団体である ASHA（American Speech-Language-Hearing Association）が結成された．

その後，全米の主要な大学ならびに大学院における Speech Language Pathology（言語病理学）と Audiology（聴能学）の講座の設置（ASHA のホームページによれば，2024 年現在，修士課程以上の養成機関が約 400），ASHA 会員数の飛躍的増加（これも ASHA のホームページによれば，2024 年現在約 23 万人），研究・学会活動の活発化，専門職としての Speech Language Pathologist（言語病理学士）と Audiologist（聴能学士）の取り扱う対象者の多様化など目を見張るような発展を遂げている．

一方，わが国では，1953 年に米国の指導を受けてようやく当時の文部省が言語障害児の判定基準を示すに至った．この年に，千葉県市川市立真間小学校に言語障害児および読書不振児のための通級式治療教室が開設された．

その後，教員養成大学での言語障害講座の開設がなされるなど，わが国においても米国と同様，学童や小児を対象とする教育分野から言語聴覚障害への取り組みが開始されている点が興味深い．なお，1964 年秋には笹沼澄子先生が，長野県の鹿教湯温泉療養所で日本で初めて失語症臨床業務を開始された．

1963 年に世界保健機関（WHO）の短期顧問のパーマー博士が来日し，理学療法士や言語聴覚士などの養成について勧告した．その結果，理学療法士と作業療法士については 1965 年に，視能訓練士については 1971 年に資格制度が成立した．しかし，言語聴覚士の資格制度の成立は 1997 年まで待たねばならなかった．

その後，臨床機関としての国立聴力言語障害センターの設立，言語聴覚士養成機関としての同センター学院聴能言語専門職員養成所（後の国立障害者リハビリテーションセンター学院聴能言語専門職員養成課程）の発足，研究機関としての東京大学医学部音声言語医学研究施設の開設，東京都老人総合研究所言語聴覚研究室の設置などが続く．

しかし，4 年制大学での言語聴覚士の本格的な養成は 1990 年代まで開始されなかった（日本言語聴覚士協会のホームページで養成校を検索すると，2025 年 1 月現在の養成校は，大学 36，大学院 3，短大 2，専門学校 41，計 82 校）．

米国で言語聴覚障害学を学んだ者として，この魅力的な分野に若い人たちがチャレンジしてくれることを願っている．

文献

1) Perkins WH：Speech pathology：An applied behavioral science. CV Mosby, 1971

（伊藤元信）

II

ことばの成り立ちと障害
―基礎編―

【Ⅱ章　ことばの成り立ちと障害―基礎編―】

1 ことばのかたち

本項目のポイント

☑ 言語は，音声や文字を記号として使い様々な意味を表現し，豊かなコミュニケーションを支える重要な機能である．

☑ どの言語でも少数の音素を組み合わせて数万の語を作り，語を組み合わせて無限の言語表現を生み出す機能を持っている．

☑ 語概念は，音韻，書字，意味，統辞，用例などに加えて，親密度や心像性，同義語や反義語，音韻的・意味的類似語の相互関係も含めて，社会的に共有されるとともに，言語使用者の脳神経系に蓄えられて使いたい時に使える形で活性化される．

☑ 文法と意味の理論には生成文法や認知・機能言語学など多彩な視点がある．

☑ 音響信号としての音声には，言語情報以外にも，話者の感情や態度に関わるパラ言語情報，年齢・性別・健康状態などに関わる非言語的情報も含まれる．

○ Key Words　音声言語，文字言語，音韻，語彙，統辞，意味，音響

1 言語の種類

　　言語は，音声や文字，身振りなどを記号として使い様々な意味を表現し，豊かなコミュニケーションを支える重要な機能である．音声を話し聴くのが音声言語で，口語，話しことば，口頭言語とも表現される．文字を書き読むのが文字言語で，文語，書きことば，書記言語とも表現される．身振りを記号とする手話言語もあるし，プログラミング言語などの人工言語もある．本項目では音声言語と文字言語に焦点を絞る．

　　言語は構造的である．**表1**の日本語例文に示すように，音声言語では，基本単位である音素を組み合わせてモーラや音節を形成し，それらを組み合わせて語を作り，更に語を組み合わせて句や文を作る．音素は音声として発音され音響信号となって聞き手に伝達される．どの言語でも高々数十個以下の音素を組み合わせて数万を超える語を作ることができ，語を組み合わせて無限の言語表現を生み出すことができる．

表1 日本語文の階層構造

レベル	階層	例
8	文	アンとジュンの父が，タクシーに乗った
7	句・節	アンと　ジュンの　父が　タクシーに　乗った
6	形態素・語	アン と ジュン の 父 が タクシー に 乗った
5	音節表記	a'N. to. zyu'N. no. ti. ti'. ga. ta'. ku. siH. ni. noQ. ta.
4	モーラ表記	a'. N. to. zyu'. N. no. ti. ti'. ga. ta'. ku. si. H. ni. no. Q. ta.
3	音素表記	/ a'Nto zyu'Nno titi'ga ta'kusiH ni noQta /
2	音声表記	[a'nto ʑɯ'Nno t͡ɕit͡ɕi'ŋa ta'kɯsi: ni not͡ʼtta]
1	音響信号	

例文「アンとジュンの父が，タクシーに乗った」の階層構造を示す．モーラと音節の「.」は音節区切りを示す．

　文字言語ではこれらの構成要素を文字で表現する．言語に応じて様々な文字体系が使われる．日本語はアルファベット，2種類の仮名文字，漢字を混合して使用する珍しい言語である．アルファベットは音素レベルの記号で音素文字（または短音文字），仮名文字はモーラ・音節レベルでモーラ文字ないし音節文字，漢字は形態素レベルで表語文字と分類される．アルファベットと仮名文字は表音文字に分類され，漢字と対比される．

　文字言語は音声言語と共通性が高いものの違いも少なくない．音声言語は10万年以上前から人類，ほぼ全ての民族で使われてきたとされるのに対し，文字言語はたかだか6千年程度の歴史しかない．文字言語を持たない民族や，教育体制によっては文字を使えない社会層もある．口語体と文語体があって，かつての日本語のように両者の差が小さくない言語もある．音声言語は乳幼児期に母語として自然と獲得されるのに対して，文字言語は教育を介して修得される．話すそばから消えていく音声言語は瞬時的で対面での会話に適しているのに対し，文字言語は紙など記録媒体を介して伝達される．音声言語は抑揚や声質，テンポやリズムなど，文字に置き換えると消えてしまう側面も併せ持っている．

　言語は様々な視点から論じられてきた．人に固有で生得的な機構を重視する立場，人の認知機能全般を重視する立場，社会的共有資産としての言語とコミュニケーション機能を重視する立場などである．本項目では学説による違いを超えて共有される基本的な知識に焦点を絞り，前半では音声から音節まで，中盤で形態素や文，意味，最後に音声の音響特性を考える．

Ⅱ章　ことばの成り立ちと障害―基礎編―

2　音韻

　　対象言語の語彙を区別するのに必要最小限の記号単位を音韻と総称する．日本語の分節音では音素，超分節音ではアクセント核が音韻に含まれる．音素は母音/a/や子音/t/，特殊音素の撥音「ん」/Q/などで，語を音素で表記した場合に1つでも違っていれば異なる語になる．アクセント核は東京方言の雨/a'me/と飴/ame/のように「'」で示した核位置の違いで語を区別する．アクセント核「'」は声の高さが下降する位置に対応する．音韻は言語によって異なるものの，音声記号を使うと万国共通の表現が可能になる．以下の節で詳しく考える．

1）音素

　　言語によって音素の種類と数は異なる．これに対して，次節で学ぶ「音声」は人が発音できる全ての言語音を万国共通の記号体系で表す．音素は/　/で，音声は[　]で囲んで区別し，前者を音素表記，後者を音声表記と呼ぶ．

　　日本語では，母音は/i, e, a, o, u/，子音は/k, g, s, z, t, d, n, h, p, b, m, r/が基本となる．これらに半子音または半母音として分類される/y, w/が加わり，更に特殊音素と呼ばれる撥音，促音，長母音の3種類が加わる．缶（「かん」）などの「ん」を表す撥音/N/，買った（「かった」）の小さい「っ」を表す促音/Q/，「おじーさん」の「ー」を表す長母音/H/である．日本語に限定しても学説によって音素数もその表記にも差異があるので注意する．例えば，タ行音「たちつてと」を/tatituteto/と単一子音音素/t/で表現する学説もあるし，/tacicuteto/と2種類の異なる子音/t/と/c/で表現する学説もある．それぞれに利点があるので調べるとよい．

　　音素を決める精密な手順が提案されている．簡潔に説明すると，音素が1つでも異なると違った語になる分節単位である．例えば，「咲く」/saku/と「炊く」/taku/，「書く」/kaku/を考えると，/s/と/t/，/k/が違うだけで別の語になるので，/s/と/t/，/k/は別々の音素になる．

　　アクセントも語を区別する機能を持つ．本項目ではアクセント核の位置を「'」で表す．東京方言などでは，例えば，箸/ha'si/，橋/hasi'/，端/hasi/のように，同じ音素系列でもアクセント核の位置が違うと異なる語になる．「'」のついたモーラで声の高さ（ピッチ）が急激に下がる現象でピッチアクセントと分類される．英語のようにストレスアクセント（声の強弱）が語の区別に関与する言語もある．なおアクセントの表現方法は学説によって異なるので注意が必要である．

　　同一の音素であっても発音が常に同じとは限らない．例えば，「はた」/hata/と「日田」/hita/，「ふた」/huta/の/h/を比較すると，唇や舌の構えが異なり音声表記が変わるものの，日本語の母語話者ならどれも同じ音素/h/だと判断する．このような構音

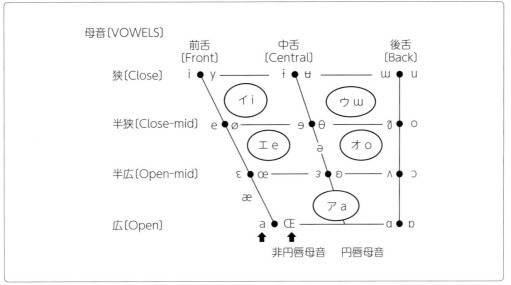

図1 母音の国際音声字母（IPA）
日本語5母音を片仮名で示す．縦：口蓋と舌の空間の狭さ（狭，半狭，半広，広）．横：舌最高点の前後位置（前舌，中舌，後舌）．左右対：唇の丸めの有無（円唇，非円唇）．日本語の「う」は [u] ではなく [ɯ] と表記されることが多い．

（調音）や音声の違いを精密に記述するために次節の音声表記が使われる．

2) 音声

表1の「音声」は実際の発音を万国共通の記号で精確に表すレベルである．人が発音できる全ての言語音声を言語によらず共通の記号で表現するために国際音声学協会が提案した国際音声字母（international phonetic alphabet：IPA）が使われる．[ ] で囲んで音声表記として活用される．**図1**には母音の，**図2**には子音のIPAを示す．見慣れない記号も含まれるものの，音声学・言語学や言語聴覚療法学の分野で頻繁に使用される記号で，言語聴覚士にとっては非常に重要な記号である．

図1に示すように母音は舌の最も高くなる部分の前後位置（前舌，中舌，後舌），口蓋と舌の空間の狭さ（狭，半狭，半広，広），唇の丸めの有無（円唇，非円唇）に応じて分類されている．日本語では，「いえあおう」/ieaou/ の5母音が使われ，音声表記では [i e a o ɯ] と表記される．ただし，/a/ や /u/ に関しては異論もあるので注意が必要である．

子音は**図2**に示すように，構音位置，構音様式，有声・無声に応じて分類される．構音位置は唇，歯，歯茎，軟口蓋，硬口蓋などで，その子音を作るのに最も重要な構音運動が起こる位置を表す．「ぱ」「ば」の子音は両唇音，「か」や「が」は軟口蓋音などと表す．構音様式は子音の作り方を表し，「ぱ」「ば」は破裂音，「ま」は鼻音，「ら」ははじき音，「さ」「ざ」などは摩擦音などと分類される．「ぱ」と「ば」，「か」と「が」

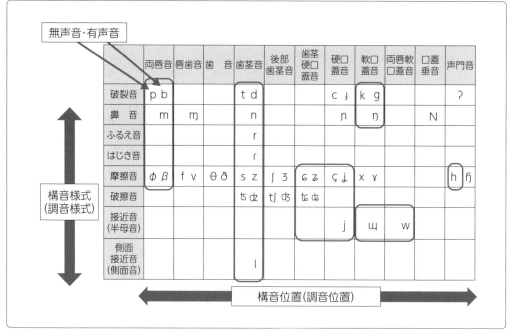

図2　主要な子音の国際音声字母（IPA）
表の左右「両唇音～声門音」は各子音の構音位置を表す．表の上下「破裂音，鼻音，ふるえ音，はじき音，摩擦音，接近音」は構音様式を表す．各マスの中の2つの子音は左が無声，右が有声であることを示す．太線で囲んだのが日本語で使用される子音．

など同じマス内で対になっている子音は片方が有声子音，他方が無声子音である．

日本語で使われる子音を音声表記で表すと，破裂音で始まる「ぱ，た，か，ば，だ，が」の子音 [p, t, k, b, d, g]，鼻音で始まる「ま，な，が（鼻に抜けるが）」の子音 [m, n, ŋ]，摩擦音で始まる「さ，し，は，ざ，じ」の子音 [s, ɕ, h, z, ʑ]，はじき音で始まる「ら」の子音 [ɾ]，接近音で始まる「や，わ」の半母音 [j, ɰ] などがある．「じ」や「づ」が破擦音として発音された場合の子音は [ʥ] や [ʣ] のように表現される．

3）モーラと音節

表1の「モーラ」は音声の時間構造を決める単位になるレベルである．特に日本語では俳句などで意識される拍に対応し，モーラ数の同じ語は聴感上同じ拍数に感じられるという特徴がある．モーラはほぼ仮名1文字に該当する．例外は「きゃ，きゅ，きょ」などの拗音で，仮名2文字で1モーラ（1拍）になる．東京方言のピッチアクセントはモーラレベルの現象である．

一方，音節は母音を中心にして前後に子音が並んだ構造で，発音上も聞こえのうえでも一まとまりになる単位である．モーラ（拍）ではなく音節が時間構造を担う言語や方言もある．中心となる母音は前後の子音よりラウドネスが大きく，音節主音ない

し音節核と表現される.

　英語などでは strict などのように前後に複数の子音を持つ音節が多いのに対して，日本語では母音に後続して音節を構成できる子音は特殊音素だけに限定されている．日本語では子音（C）や半母音（y）と母音（V）の組み合わせ，V，CV，CyV が多く，例外は特殊音素に分類される撥音/N/，促音/Q/，長母音/H/で，母音に後続して音節を構成する．特殊音素は単独で 1 モーラになれるものの 1 音節にはなれないので，音節頭にも語頭にも立てない特殊な音素なのである．言い換えると，東北方言などで「そうだ」を意味する「んだ」/Nda/などの少数の例外はあるものの，「ん」や「っ」，長母音の後半部で始まる音節や語は日本語共通語には原則として存在しないという意味である．「課」/ka/のように 1 モーラの音節を軽音節，「館」/kaN/や「カーン」/kaHN/，「ギューン」/gyuHN/など複数モーラの音節を重音節と区別する．「あ」/a/は軽音節，「あん」/aN/や「あーん」/aHN/は重音節である.

　語は基本的に音節のつながりなので，モーラや音素は不要だと思うかもしれない．モーラは音声の時間構造やアクセントを決める重要な働きを果たす．音素は 1 つでも違うと語が変わるという働きを持つ．また，例えば，「勝つ」/kat+u/のように語幹が子音で終わる動詞の異形態「勝てば」/kat+eba/」や「勝てる」/kat+eru/などを解析したり，春雨/haru+s+ame/のように音素/s/が間に入って複合語が作られる現象などを解析するためにも音素は重要である．更に音素を構成要素に分解して弁別素性の束として扱う学説もある.

3　形態素と語

　語を定義するのは簡単ではない．「考えさせられた」はいくつかの語に分解できるのか，「する，すれば，したい，した，せよ」は何種類の語なのかなど，直感的に答えを出すのは容易でない．意味を表す最小単位と定義される形態素（morpheme）に分解するなら，前者は {考え} ＋ {させ} ＋ {られ} ＋ {た} と 4 形態素に分解できる．活用で多様な語形に変化する元々の語を語彙素（lexeme）と定義するなら，後者は語彙素「する」とその活用形である様々な語形と分類できる.

　膠着語に分類される日本語では，動詞「食べ」という語根を表す形態素に「る・た」という形態素を接続する形で時制を表す．「食べた」は過去，「食べる」は過去以外の時制になる．名詞や代名詞などの形態素に格助詞「が・の・を」を後続させる形で，例えば主格（私が）や所有格（私の），対格（私に）など格（名詞の文法上の働き方）の違いを表す．語形が変化して格を表す英語などとは異なる方法で文法的機能を表す.

　形態素を一定の規則性に従って連結し新たな語を形成できる．例えば，「権現」/go'Ngen/と「造り」/tukuri'/が連結して複合語「権現造り」/goNgenzu'kuri/になる場

Ⅱ章　ことばの成り立ちと障害─基礎編─

合，アクセントや連濁という音韻変化が起きて，別々の語の並記ではなく1つの語（複合語）であることが伝わりやすくなる．また，「コピペ」，「完コピ」，「サブスク」など新しい語が次々と創られて私たちの語彙は日々変化している．

1）語彙

　　個々人が知っている語の全体，語彙はその人の発達段階や健康状態にも依存して変化する．個人差はあるものの成人は約5万程度の語彙を持ち，日常的に使うのはその半分くらいと推定されている．語彙は名詞，動詞，形容詞，形容動詞，副詞，助詞，助動詞などに分類できる．単独でも意味を持つ名詞や動詞は内容語，内容語に結びついてその文法的・意味的機能を指定する助詞や助動詞などは機能語に分類される．これら語彙に関する様々な情報は，言語共同体で共有されているのと同時に，個々人の脳神経回路網上にも，例えば心的辞書（mental lexicon）のような仕組みで格納されており，使いたい時に使える形で活性化されると考えられる．

2）心的辞書

　　このような情報には，個々の語の音韻，書字，意味，統語，用例などに加えて，親密度や心像性，同義語や反義語，音韻的・意味的類似語など語同士の相互関係，更には言語に必ずしも関係しない百科事典的知識との関連なども含まれると考えられる．ただし，規則的に予測できる情報は心的辞書には記録されておらず，使用時に特定の脳神経機構で計算されるとする学説もあり，脳神経回路網上の語彙表現はなお研究途上で完全には解明されていない．

　　典型的な名詞として「犬」を例に考えてみる．「犬」の音韻情報には/inu'/や/ken/，/wa'NwaN/，書字情報には「犬」「いぬ」「イヌ」「dog」などが含まれる．意味情報には，イヌの見た目や動作，鳴き声，触り心地など感覚運動イメージに加えて，イヌ概念を構成する意味素性も含まれる．意味素性には客観的・生物学的属性［生物＋，動物＋，哺乳類＋，尾＋］や，個々人が抱く主観的・認知的属性［ペット＋，従順＋，散歩＋，怖い＋］も含まれると考えられる．統語情報には「名詞」であり助詞を伴って主格「イヌが」や対格「イヌを」など名詞句として機能することなどが含まれる．

　　「犬はどれ？」と聞かれて犬の絵を指差せるなら，「犬」の音韻情報・文字情報と感覚運動イメージが連結している証拠となる．「櫛」の絵や文字を指して「これは何？」と問われて，/kusi'/と言えたり，髪を整える動作ができるならば，「櫛」の視覚情報と音韻情報，使用動作が連結しているといえる．

3）名詞

　　名詞概念は基本カテゴリーレベルを中心に縦横の広がりを持つ．「イヌ」は基本カテ

66

ゴリーで，上に動物で哺乳類のイヌ，下に柴犬で個体名は「ぽち」と続く．横には，つまり哺乳類の仲間にはネコ，クジラなどが並ぶ．基本カテゴリーレベルの語が乳幼児期に最も早期に修得される．また，カテゴリーには典型例と周辺例があり，イヌやネコは哺乳類の典型例，クジラやイルカは見た目が魚類に近い周辺例である．動物名や画像を提示して哺乳類かどうかを判断させると，典型例の方が周辺例より判断が速くて正確である．また，名詞に限らず頻繁に使用されなじみの高い語は親密度が高く，聞き取りが正確で速いことも知られている．

4) 動詞

　次に，典型的な動詞として「走る，壊す，贈る」を考えてみる．「走る」の意味情報には感覚運動イメージに加えて［移動＋，速い＋，など］が，統語情報には「動詞」で，主格「〜が」だけを必須とする「自動詞」という情報が含まれる．「壊す」は［破壊＋，加害＋，など］で主格「〜が」と対格「〜を」を必要とする2項他動詞，「贈る」は［供与＋，無償＋，など］で，主格「〜が」と対格「〜を」，与格「〜に」を必要とする3項他動詞などの情報が含まれる．

5) 書記情報と音韻情報

　語の意味や読み，つづりは文脈を指定しないと確定しない場合もある．例えば，「一時」は「イチジ」，「イットキ」，「ヒトトキ」と，読みも意味も文脈に応じて変化する．助詞の「は」や「へ」は，「わ」「え」と発音されるし，発音が同じ「お」と「を」も，助詞としては後者だけが使われる．

　語や文のつづり（書記情報）と読み（音韻情報）の対応関係は，言語や文字体系によって変化する．仮名文字は例外もあるものの1対1対応に近い．漢字は音読みと訓読みがあり，上記のように文脈に応じて読みが変わる場合が少なくない．アルファベットを使用する言語でも一様ではなく，例えば英語は複雑，イタリア語は簡潔といわれている．つづりと読みの対応関係の複雑さが語や文の認知速度や正確さに影響し，読字障害の発症率にも関係すると考えられている．

6) 単語ベクトル

　最近話題の大規模言語モデルでは対象となる語を単語ベクトルで表現する．単語ベクトルは語の意味成分と文脈を表現する数百から数万個程度の実数を並べたもので，大量の文書データを機械学習する過程で最適表現に調整される．意味成分はあらかじめ指定された属性の有無（素性＋−）ではなく，特性とその強さを表す実数値が学習を通して最適に設定される．大規模言語モデルを活用する生成AIが人と適切に対話する機能を獲得しつつあるのは驚きでもあり，人の言語の獲得過程や脳内表現に関す

Ⅱ章　ことばの成り立ちと障害─基礎編─

る研究に新たな刺激を提供している.

4　統辞

　言語は直感的には構成素が線状に並んでいると感じられる. 例えば,「私が隆の実家に駆けつけたとき, 彼の娘はすでにイギリスに旅立っており, 彼から預かった娘宛の遺言書は手渡せなかった.」を考えてみよう.「彼」とは「隆」であることが照応・被照応の関係から推察できるし,「(私が) 彼から預かった」や「(彼の) 娘宛の」は「「遺言書」に係ってその素性を規定していることや, 主語の「私」に対応する述語は「駆けつけた」や「預かった」,「手渡せなかった」であることも理解できる. つまり, 文の構成素間には, 離れた位置にあっても, 照応・被照応や係り受けの関係があったり, 主語・述語の関係があったりして, 必ずしも線状ではない構造, 統辞構造 (統語構造)がある. 統辞構造を表す代表的な方法である樹形図 (tree diagram) をみてみよう.

1）樹形図

　樹形図は文の構成素を語彙範疇 (lexical category) と句範疇 (phrasal category) に分けて統辞構造を表す. 語彙範疇は名詞 (N), 動詞 (V), 形容詞 (A), 副詞 (Adv), 前置詞や後置詞 (P) など, 句範疇は文 (S), 名詞句 (NP), 動詞句 (VP), 形容詞句 (AP), 前置詞句・後置詞句 (PP) などである.

　表1の例文の「父がタクシーに乗った」の樹形図を**図3**に示す. 樹形図は文の統辞構造を表す強力な方法である. 他にも, 係り受け関係を明記した依存構造木や, 述語を根 (root) として名詞句の意味役割を明示した統辞的依存構造木なども活用されている.

　構造木とは別に ( ) を重ねて統辞構造を表現する方法も使われる. **表1**の例文をこの形式で示すと, 以下の二通りの統辞構造が可能であることがわかる.

　1. ($_S$ ($_{NP}$ ($_{NP}$ アンと) ($_{NP}$ ジュンの父) が) ($_{VP}$ ($_{NP}$ タクシーに) ($_{VP}$ 乗った)))
　2. ($_S$ ($_{NP}$ ($_{NP}$ アンとジュンの) 父が) ($_{VP}$ ($_{NP}$ タクシーに) ($_{VP}$ 乗った)))

1は「アンと, ジュンの父 (の二人) がタクシーに乗った」, 2は「アンとジュン (姉妹) の父 (一人) がタクシーに乗った」ことを意味する構造になっている. 口頭言語では1と2でアクセント・イントネーションが変化する.

2）生成文法

　文法理論は学説による差異が小さくない. 言語研究に大きな変革をもたらしたチョムスキーの生成文法[1] をみてみよう. 生成文法は最初の提案から何度かの変革を経て発展しているが, 比較的理解しやすい初期の生成文法理論を概括してみる.

68

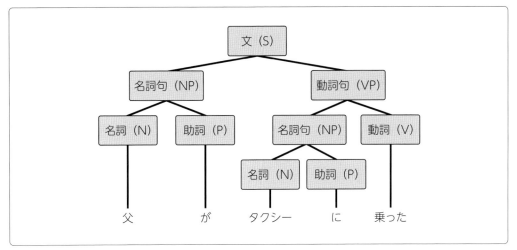

図3 「父がタクシーに乗った」の樹形図

　実際の文から統辞構造を樹形図として表現する解析，つまり**図3**の下から上にたどる解析はチョムスキーの時代にはすでに行われていた．生成文法が革新的だったのは，文法に適合した文の統辞構造が**図3**の上から下に向かって生成されるとした逆転の発想にある．つまり，深層構造にある「文（S）」に，規則を必要回数だけ繰り返し適用して，表層構造の統辞構造（父がタクシーに乗った）が生成される．表層構造の名詞句や動詞句に適切な語を代入すると文法に適合した文を無限に生成できる．規則とは，①文→ 名詞句＋動詞句（文を名詞句と動詞句に変換する），②名詞句→ 名詞＋助詞（名詞句を名詞と助詞に変換する），③動詞句→ 名詞句＋動詞など（動詞句を名詞句と動詞に変換する），などである．文法に適合する文だけが生成され，適合しない文，つまり非文は生成されない仕組みなので生成文法と呼ばれている．

　生成文法では，文法（syntax）が意味（semantics）や語用（pragmatics）とは独立した生得的な心的機構であると仮定する．この学説によると，人は全ての言語に共通の普遍文法（universal grammar：UG）を生得的に備えて生まれ，特定の言語環境と相互作用することによってUGのパラメータ値が設定されて，個別言語の文法，つまり母語を共有する言語共同体に均質な文法に変化するとされる．

3）認知・機能言語学

　一方，文法の生得性や独立性を前提としない学説もある．認知言語学や機能言語学では，文法（構文能力）は語彙や意味，言語運用，コミュニケーションと分離不可能な認知機能であり，言語の具体的な使用経験に基づいて獲得されると仮定する．認知言語学は言語に限定されない認知機能全般を基盤とする構文文法の解明を，機能言語学ではコミュニケーション機能を実現する構文能力の解明を目指す．共通性が高いの

で，認知・機能言語学[2]と一まとめに表現されることもある．

　認知・機能言語学では，現実の会話音声で観測される非文，例えば，単音や語，中断された文，「あのー」などのフィラーなども解析対象になる．例えば，父に抱っこされた幼児が犬を指差す非言語的動作やそれに伴う発声「あう，あう」や「ワンワン」も，「見て，犬がいるよ！」という構文能力とコミュニケーション機能の芽生えととらえる視点である．この視点では，例えば言語発達の2語文段階の構文能力が構文スキーマ［NP＋VP］として発芽し，カテゴリー化や比喩能力，百科事典的知識などの言語を含む認知全般の発達に促されてより一般化・抽象化されて，複雑で精緻な構文能力に発達していくとしている．

　生成文法では，例えば，能動文「教授が学生を褒めた」や受動文「学生が教授に褒められた」を，同じ深層構造から規則による変形を受けて異なる表層構造になった同じ意味の文だととらえる．一方，認知・機能言語学では，［教授，学生，褒める］を認知心理学のいう「地」ととらえ，前者は「教授が何をしたか」，後者は「学生がどうなったか」を「図」として焦点化した異なる構文だととらえる．生成文法は文と非文を区別する生成規則の論理数学的解析が得意なのに対して，認知・機能言語学は地と図や構文スキーマ，比喩，フレームなどの認知機能と構文能力の関係解明が得意といった特徴的差異がある．

5 意味

　文の意味のとらえ方も学説によって異なる．例えば，「私の父は千葉市長だ」と「千葉市長は私の父だ」を考えてみよう．文の論理的真偽を重視するなら，いずれの文も同じ事象を表すので，事実なら真，事実でなければ偽であるととらえることが可能である．一方，表現したい情報が「父の職は何か」なのか「千葉市長は誰か」なのかに応じて，話し手が適切な構文を選択したのであって，意味が異なるととらえることも可能である．前者が形式意味論，後者が認知意味論のとらえ方である．

　文の意味は文中の何を強調するかによっても変わる．例えば，上記の例で考えると，船橋市ではなく千葉市の長だと言いたいなら，「千葉」を強く，高く，あるいはゆっくりと間をとって，発話することで強調できる．「父は船橋市長ではなく千葉市長です」と文形を変えて明示することも可能である．

　発話のコミュニケーション上の意味が文や文中の語だけで決まるとは必ずしもいえない．例えば，「伊藤君．10万石！」という発話の意味解釈は会話参加者がその時点で持っている前提知識や状況理解に依存する．陣取りゲームで伊藤君が10万石大名の陣地を確保した，10万石と書かれた箱に入れたお土産を伊藤君に渡した，鍵の壊れた大切な金庫を開けてくれた伊藤君に10万石の賞金贈呈と冗談を言った，などな

ど意味解釈は状況に応じて多様であり得る．メンタル・スペース理論などがこの分野の意味解析に活用されている．

更に音声言語では，文字言語と異なり，例え統辞構造がまったく同じでも，プロソディや声質の違いで，異なる意味が表現され伝達される場合が少なくない[3,4]．例えば，美容室から帰宅した妻が夫に「きれい？」と訊ね，夫が「だね」と答える状況を考えてみる．終助詞「ね」がしり上がりピッチパターンなら共感ないし同意，短い下降パターンなら無関心ないし不同意という印象を与える可能性が高まる．「そうですか」などの短い発話でも，プロソディや声質の違いに応じて，感心，落胆，強調，無関心，疑いなどなど様々な情報が伝達され得る．「素晴らしいね」もイントネーションによっては文字通りの賞賛である場合も，皮肉やからかいである場合もあり得る．このような文字に書き起こすと消えてしまう意味の解釈も言語理解と一部共通の脳機構で行われることが示されている．患者と医療者間のコミュニケーションでは，医療者の言い方に応じて患者の解釈が変化し信頼関係の構築・維持に影響することも少なくないので，注意すべき側面でもある．

6 音響信号

音響信号としての音声は，言語情報のみならず，パラ言語情報や非言語的情報を伝達する[3,4]．パラ言語情報は話者の発話態度や感情を伝える情報，つまり「言い方」に関わる情報で，発話意図理解を左右する力を持っている．一方，非言語的情報は性別や年齢，健康状態などに応じて変化する声の音響的特性に関する情報を指す．医療者にとって，パラ言語情報や非言語的情報は，患者の健康状態やことばにできない真意を察するために重要な側面であり，軽視すべきではない．音響信号と言語，パラ言語，非言語的情報との関係は多岐にわたるので，ここでは解析の一端を紹介するにとどめ，詳細は成書[5,6]に譲ることにしたい．

図4に表1の例文の音声波形とそのサウンドスペクトログラム，ピッチパターンを示した．音声波形やサウンドスペクトログラムから母音や子音の分節区間を推定できる．また，ピッチパターンからはアクセントやイントネーションなどを解析できる．注意すべき点は，音響信号は連続的に変化しており，音素やアクセント核に対応する区間や現象が離散的に分離できるわけでは必ずしもないということである．連続的に変化する音響信号から離散的音韻情報を苦もなく聞きとれるのは，人が優れた言語能力を持っているからである．

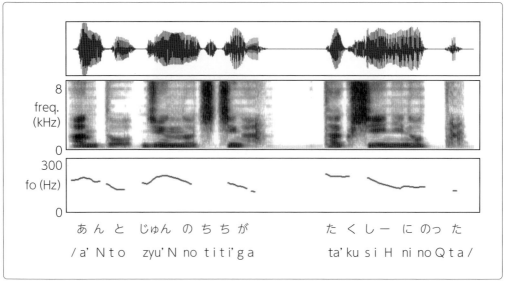

図4 例文「アンとジュンの父が，タクシーに乗った」の音響信号
上から音声波形，サウンドスペクトログラム，ピッチパターン，日本語文とその音素表記．サウンドスペクトログラムの縦軸は周波数で freq.(kHz) と略記し 0〜8kHz の範囲を示す．ピッチパターンは，音の高さに対応する基本周波数 fo，つまり声帯の振動数の時間変化パターンのことで，縦軸は fo(Hz)，0〜300Hz の範囲を示す．

　文献

1) Chomsky N：Aspects of the Theory of Syntax 50th ed. MIT Press, 1965
2) 大堀壽夫ほか訳：認知・機能言語学 言語構造への10のアプローチ．研究社，2011
3) 森　大毅ほか：音響サイエンスシリーズ12 音声は何を伝えているか 感情・パラ言語情報・個人性の音声科学．コロナ社，2014
4) 麦谷綾子ほか：音響サイエンスシリーズ21 こどもの音声．コロナ社，2019
5) 今泉　敏ほか編著：言語聴覚士のための基礎知識 音声学・言語学 第2版．医学書院，2020
6) 今泉　敏：嗄声の音響分析-コンピュータスピーチラボCSL4500bとフリーソフトウェアPraat-．JOHNS 38：1393-1398, 2022

〔今泉　敏〕

コラム A-2　世界の言語聴覚障害学

世界には人々が安心して暮らしていけるための医療・保健・福祉・教育などの制度がまだ整っていない国も多い．2030 年までの世界共通目標として国連が掲げている「持続可能な開発目標（SDGs）」の 17 の目標には，「目標 3：すべての人に健康と福祉を」や「目標 4：質の高い教育をみんなに」が含まれている．日本の言語聴覚士にあたる各国の専門職は，教育または医療におけるニーズが背景にあることが多い．目標 3 に関する世界保健機関（WHO）の取り組みの一つに World Rehabilitation Alliance（WRA）の活動がある．世界では 3 人に 1 人が何らかのリハビリテーション（以下リハ）が必要とされており，特に低～中所得国において基本的なヘルスケアのなかにリハを位置づけ，普及させるための支援を行っている[1]．WRA には，後述する言語聴覚領域の国際団体も参加している．また，欧米の専門職が立ち上げた非営利団体（NPO）が専門職不在の国で人材育成に取り組んでいる例もある[2]．

失語症や吃音など各専門分野の国際学会は多数あるが，コミュニケーションおよび摂食嚥下障害全般を網羅し，本領域の国際的普及・発展に影響力の大きい団体として以下の 3 つを紹介する．詳細な情報は各団体のウェブサイトを参照いただきたい．

◉ IALP

IALP（International Association of Communication Sciences and Disorders：略称 IALP は旧名称より継続使用）は，1924 年設立，2024 年に 100 周年を迎えた NPO である．WHO でも WRA 等の活動に参加している．臨床家と研究者合計 30 万人以上を代表する 60 団体と個人会員で構成される．2023 年開催の第 32 回世界大会には 54 ヵ国から 1,000 人以上の代表が参集した[3]．日本言語聴覚士協会も IALP に加盟しており，協会員はジャーナル「Folia Phoniatrica et Logopaedica」に無料アクセスし，様々な国や言語に関する論文を読むことができる．

◉ ESLA

ESLA（European Speech and Language Therapy Association）は，1988 年設立．ヨーロッパの専門職団体を束ねている．2021 年より現名称となり，37 の専門職団体，合計 4 万人以上が参加している．2022 年開催の学会には 37 ヵ国から 407 人が参集した[4]．加盟国における専門職の養成課程は大学で 3～5 年が多く，7 ヵ国では修士号が必要となっている．

◉ ASHA

ASHA（American Speech-Language-Hearing Association）は，1925 年設立の米

国の職能団体である．IALPやWRA等の様々な組織とも連携している．2022年末の会員は研究者を含めて約21万7千人．米国ではSpeech-Language Pathologist（SLP）とAudiologist（A）が分かれており，前者が約20万人，後者が約1万4千人，いずれも修士号以上の養成である．学位取得後に試験と研修期間を経て Certificate of Clinical Competence（CCC-SLP，-A）が認定され，その更新には生涯教育の単位取得が義務付けられている．63ヵ国に600人以上の海外会員もいる．20ある分科会はカウンセリングや世界的な課題を論じるものまで幅広い．全国学会，多数の生涯学習機会の提供，専門領域別の認定制度もあり，5種類のジャーナルを発行している．SLPの50.4％，Aの7.4％が教育領域で働いているが，教育での更なる人員増強のために助手の認定制度ができた．米国には家庭で英語以外を使う人口も多く，手話を含む複数の言語で臨床可能な会員は約8％いる[5]．

　2023年末には Asia-Pacific Society of Speech, Language and Hearingの国際学会が初めてベトナムで開催された．言語聴覚障害学は，欧米中心から，アジアやアフリカの一部など，より広い世界に拡がりつつある．海外の状況にも関心を持っていただけたら幸いである．

📖文献

1) World Rehabilitation Alliance：Rehabilitation 2030 Initiative［https://www.who.int/initiatives/rehabilitation-2030（2024年9月閲覧）］
2) Speech Therapy Cambodia：Meet Our Volunteers［https://www.speechtherapycambodia.org/meet-our-volunteers/（2024年9月閲覧）］
3) International Association of Communication Sciences and Disorders：President's Letter December 2023［https://intern.pub/jslp/ialp/president_letter_dec_2023.pdf（2024年9月閲覧）］
4) European Speech and Language Therapy Association：REPORT 11th Congress of Speech and Language Therapy, May 2022［https://drive.google.com/file/d/1rHJ4L8Q0AQFQ5Qw8dDPsoQXArhFlHca0/（2024年9月閲覧）］
5) American Speech-Language-Hearing Association：2022 Member & Affiliate Profile［https://www.asha.org/siteassets/surveys/2022-member-affiliate-profile.pdf（2024年9月閲覧）］

（勝木　準）

コラム A-3　IALP 参加記

　　　2023 年 8 月 20 日から 24 日までの 5 日間，ニュージーランドの最大都市オークランドで開催された第 32 回国際音声言語医学会（International Association of Communication Sciences and Disorders：IALP）に参加した．IALP は 1924 年に設立された歴史ある学会で，42 ヵ国の職能団体や学術団体が加盟している．3 年に 1 度の学術大会は，言語聴覚療法に携わる医療従事者や研究者が一堂に集う機会となっている．

　筆者の参加目的は，自身の研究成果を発表することと，言語聴覚療法の臨床や研究に関する世界的な動向を知ることであった．プログラムは国内学会と同様に，講演やシンポジウム，口頭発表，ポスター発表で構成され，言語聴覚療法の各分野が網羅されていた（**表 1**）．注目すべきは「ほか」のカテゴリーであり，ここに学会の特長が表れていた．例えば，世界保健機関（WHO）で活動する理学療法士の講演では，リハビリテーションに対する需要が世界的に高まっており，持続可能な開発目標（SDGs）の一つであるユニバーサル・ヘルス・カバレッジの鍵にもなることから，リハビリテーションに関する施策を強化するという画期的な決議が 3 ヵ月前に採択されたことが報告された．グローバルな視点に立ち，国際的な連携を推進するという IALP の姿勢を具現化していると感じた．また，口頭発表は，多言語・多文化環境における課題や，言語聴覚療法へのアクセシビリティと公平性といったトピックが多くを占めた．開催地のオークランドは人口の 40% が海外出身者という多文化都市であるが，多様性を認め，個を尊重し，フェアに考え行動する姿勢は，個別的な対応を求められる言語聴覚療法において普遍的なものではないかと考えさせられた．

　ところで，国際学会に現地で参加する意義は何だろうか．言語聴覚療法の関連学会は国内でも多数開催されている．また，COVID-19 の流行以降，オンライン学会が急速に広がり，旅費や移動時間を心配せずとも学会に参加できるようになった．そのような情勢のなかでも，本学会の参加者数は，事前登録の時点で 39 ヵ国から 950 名超にのぼったという．当然ながら，言語聴覚療法を必要とされる方々に最適な支援をするという共通の目標をもつ一方で，医療・保健・福祉制度や労働環境，資格制度，社会的認知度等は国ごとに異なり，目標を達成する方法やそこに至るまでの課題は様々である．"Think outside the box." ―ある発表のキーワードに掲げられていたが，国際学会はまさに，固定観念にとらわれることなく柔軟に問題を解決するきっかけに満ちている．そのきっかけを手に入れるためには，まずは学会に参加して，多様なバックグラウンドを持つ人々と対話したり，自身の臨床や研究について意見をもらったりすることが第一歩であると考える．

　日本の言語聴覚士の有資格者は 2024 年 3 月で 41,657 人だが[1]，世界中の言語聴覚士と交流できれば，得られる情報は何倍，何十倍にもなる．国際学会にチャレンジする言語聴覚士が増え，日本で支援を必要とする方々のためにその経験が還元されることを願う．

Ⅱ章　ことばの成り立ちと障害―基礎編―

表1　演題数の内訳

Main Report (講演) 4 題		口頭発表 (シンポジウムを含む) 103 セッション		ポスター発表 168 題
		発声発語	20	カテゴリー分類されていなかったが，印象としては口頭発表とおおむね同程度の割合であった
聴覚	1	聴覚	16	
小児言語・認知	1	小児言語・認知	13	
		成人言語・認知	5	
摂食嚥下	1	摂食嚥下	8	
ほか	1	ほか	41	

（注）抄録集のカテゴリーはより細分化されていたが，筆者が便宜上統合した．

文献

1）日本言語聴覚士協会：言語聴覚士の活動の場　言語聴覚士数の推移［https://www.japanslht.or.jp/what/（2024年11月閲覧）］

（大石斐子）

【Ⅱ章　ことばの成り立ちと障害―基礎編―】

2 ことばと語用

本項目のポイント

☑ 語用論では，発話の意味内容を，その発話単独でとらえるのではなく，その発話を取り巻く前後関係，発話状況，既有知識（背景知識）などの文脈（コンテクスト）も考慮してとらえる．

☑ 談話の適格性*を左右する条件の主なものに，結束性と一貫性（整合性）がある．

☑ 談話の受け手として談話を処理する際，脳内に談話の内容を命題として表示すると考えられる．更に推論を行ったり，既有知識を活用したりすることにより，談話の理解を促進している．

☑ 会話分析では，会話中の相互作用にどのような秩序（規則性）がみられるか探る．

☑ 私たちは，文字通りの発話の意味を超えた言外の意味を理解することができる．言外の意味は会話の推意によってとらえることができるという考えがある．

☑ 語用論でとらえられる現象は私たちの日常のコミュニケーション活動に近く，コミュニケーション障害の種類を問わず，その人の日常のコミュニケーションの評価や支援につながる可能性がある．

○ Key Words 語用，談話，会話，言外の意味

1 語用論とは

　　本項目では，Key Words に挙げられている，談話，会話，言外の意味といったことについて述べていく．これらのトピックは，言語学のなかでは主に語用論と呼ばれる領域で扱われる．語用論の研究対象は多岐にわたるが，語用論は基本的には発話の意味内容を決定する際に，その発話単独で意味内容をとらえるのではなく，実際の言語使用の観点から，その発話を取り巻く文脈（コンテクスト：context）も考慮する

▶Foot Note

*適格性：必要な資格を十分に備えている様子．ここでは談話の条件を備えているという意味．

Ⅱ章　ことばの成り立ちと障害─基礎編─

立場であると考えられている．コンテクストには，当該発話の前後に位置する文や発話，更には発話が発せられた際の状況，また私たちが持っている既有知識（背景知識）が含まれる．具体的にはどのようなことを扱うのであろうか．次の文章をみてみよう．

> ①「今朝私は歯が痛くなった．私は歯医者に行った．その歯医者は大きな車を持っている．その車はニューヨークで買ったものだ．ニューヨークでは深刻な財政上の問題を抱えていた」[1]

この文章は途中までは問題なく読み進めることができるものの，最後まで読んでみると何を言いたいのかよくわからないと感じると思う．注意してほしいのは，個々の文は，音韻的にも，文法的にも，意味的にも特に問題がないということである．ここで生じている問題は，文を単独でみていては，決して把握できないことがわかる．

また，次のような状況を考えてみよう．

> ②自分の部屋を散らかしている子どもに対して母親が次のように発話する．
> 　母親：「まあ，きれいな部屋だこと！」

母親の発話は事実と異なる，すなわち，実際はその子どもの部屋は散らかっているにもかかわらず，母親は部屋はきれいだと述べている．母親はこのように述べることで，子どもに対し皮肉を言っていると考えられる．こちらも，この発話を単独でみていては，このように解釈することはできない．

また，友人同士であるＡさんとＢさんとの間の次の会話をみてみよう．

> ③　Ａ：「今晩，ご飯一緒に食べに行かない？」
> 　　Ｂ：「明日までに提出しなければならないレポートがあるんだ」

このＢの返答はごく自然なものと思える．一緒に夕食をとろうというＡの誘いに対し，Ｂは，つまるところ，Ａの誘いを断っていると考えられる．しかし，よくよくみてみると，ＢはＡの誘いに直接答えているわけではない（例えば，ＢはＡに対し「いや，食べに行けない」と答えているわけではない）．なぜ私たちはこの返答をＡの誘いへの断りと解釈できるのであろうか．こちらもＢの発話を単独でそのまま解釈するだけでは不十分である．

　語用論は，発話を取り巻くコンテクストを参照することにより，どのようにして発話の意味解釈がなされるか，その説明原理や規則性を見出そうとする試みであるといえる（なお，現象の背後にある説明原理や規則性を見出すというのは，語用論に限らず，学問全体を貫く基本姿勢の一つである）．

　以下の項目では，まず，談話および会話の特徴について紹介する．その後，「言外の意味」についてみていく．最後にコミュニケーション障害の臨床に携わる者にとって

語用論を学ぶ意義について触れる．なお，談話の項目では，心理学的観点から談話の処理についても扱う．また，会話の項目では「会話分析」と呼ばれるアプローチを紹介する．会話分析は語用論的研究とは異なるという考え方もあるが[2]，ここでは，語用論が対象とする現象を広くとらえ，併せて扱うこととした．

2 談話および談話の理解過程

まず，本項目で用いる「談話」と「会話」の大まかな定義をしておくこととする．「談話」とは，大まかには複数の文（発話）が連なったものを指すが，具体的にどのようなものを指すのかは研究者によって異なることに注意したい．「談話」の対象を，物語や情景画の説明といった独話的な談話（monologic discourse）に限り，複数の話者との間で交わされる「会話（conversation）」とは区別する立場がある一方，「談話」を「会話」も含めたものの総称として用いる場合もある（この場合，会話は会話的談話（conversational discourse）と呼ばれることもある）．ここでは，便宜的に独話的な談話を指す場合は主に「談話」を，話者間の相互作用を重視する場合は主に「会話」を用いることとする．

1）結束性と一貫性（整合性）

談話が談話として適格であるためには，単に個々の文が複数連なっているだけではなく，文の間で何らかの「まとまり」があることが求められる．この文の間でのまとまりに関係する概念のうち重要なものに，結束性（cohesion）と一貫性（整合性）（coherence）がある．

結束性は談話としてのまとまりを成り立たせるための形式的な側面を指し，指示や接続の使用などといった言語表現によって実現される．ここでは，接続表現の例を挙げる．「一日中彼は休むことなく急な山腹を上っていた」の文の後に「そして，この間，彼は誰とも会わなかった」という文が続く場合，接続表現の「そして」を用いることで，2つ目の文が「付加的」な意味を持つことを示している．一方，「しかし，彼は疲れていたことにほとんど気付かなかった」という文が続く場合は，「しかし」を用いることで，この2つの文が反意的な関係を持つことを表している[3]．

一貫性は，談話のまとまりを成り立たせるための内容的（意味的）な側面を指す．隣接する命題同士が意味的な関連性を持つ局所的一貫性（local coherence）と，談話全体として意味的なまとまりを持つ大局的一貫性（global coherence）とに分けられる[4]．例えば，「今朝私は歯が痛くなった．私は歯医者に行った」という文の連続では，これらの文の間に意味的な関連性がみられる（1つ目の文が2つ目の文の原因となっている）ことから，これらの文には局所的な一貫性があるといえる．ところが，

II章　ことばの成り立ちと障害—基礎編—

前述の会話の例①のような談話となるとどうだろう．この談話では隣接する個々の文の間には意味的な連続性があるものの，談話全体を通して何を言いたいのかわからない．これは局所的一貫性はあるものの，大局的一貫性を欠いているといえる．

2）談話理解のモデル

次いで談話理解の処理モデルについてみていく．比較的有名な処理モデル[4〜6]では，談話の内容を理解しようとする際に脳内に現れる表示として，表層レベルの記憶（surface-level memory），テクストベース（text base），状況モデル（situation model）があるとされている．

表層レベルの記憶は談話中の表現の一時的な記憶を指す．例えば，談話中に「女の子が男の子を押している」や「男の子が女の子に押されている」という表現があったとしたら，基本的にはそれらを文字通り記憶しておくことに相当する．

談話自体の意味はテクストベース内の命題として表示される．命題は，実際のことば遣いそのものではなく意味内容を表すものであり，述語（動作や状態）と項（命題として成立するために述語が必要とする「参加者」）からなる．先の「女の子が男の子を押している」や「男の子が女の子に押されている」という表現に対し，テクストベースにおいては次のような命題で表示される（命題の表し方は研究者によって異なる．ここでは一例として示す）．

押す（女の子，男の子）

ここでは，「押す」が述語であり，「女の子」と「男の子」が項で，それぞれ動作をする側（動作主）とされる側（対象）に該当する．

テクストベースにはミクロ構造（micro structure）とマクロ構造（macro structure）の2つのレベルがあるとされる．ミクロ構造は，局所的で比較的短い範囲での意味の表示であり，談話中で明示された意味を表す．一方，マクロ構造は談話全体のトピックに相当し，談話全体のなかでそれほど重要でないと思われる命題を削除したり，複数の命題を一般化したりすることによって形成される．

状況モデルは，談話中の命題によって表される情報と談話の受け手の既有知識（背景知識）との相互作用によって作られる．具体的にどのような表示になるかは受け手によって異なる．上記の文に対し，人によっては，男の子がよろけている状態を思い浮かべるかもしれない．また，女の子がいたずらをして男の子を押している様子を思い浮かべるかもしれない．空間表現を表す談話では空間的な表象も必要となることから，状況モデルは必ずしも言語的な表現とはならないといわれている．

談話の受け手は，談話を一貫した意味内容を持つものとして理解するために，文内の語句で現れていない内容を推論によって導き出す必要がある．テクストベース，状

80

況モデルの双方で，今現在受けている内容とそれ以前に受けた内容との間に一貫性を形成するのに必要となる推論を「橋渡し（逆向きの）推論（bridging/backward inference)」という．例えば「私たちはピクニックの食料を調べた．ビールはぬるかった」という表現があった場合，ピクニックの食料のなかにビールも含まれていたという，これらの表現には明示されていない内容を導き出す必要がある[7]．また，現在受けている内容を，受け手の既有知識などに基づいて，内容を具体的にイメージするなど，より理解を深めることもあり，これを「精緻化（前向きの）推論（elaborative/forward inference)」と呼ぶ．上記の例では，「女の子が男の子を押している」という表現から，「女の子が男の子にいたずらをしている」といった内容を導き出すようなものを指す．この推論は談話の理解において必ずしも必要とはいえず，個々人の状況モデルの形成にのみ関わると考えられている．

　また，私たちが談話の内容を理解する際には，長期記憶内に保持している既有知識を活用していることが知られている．とりわけ過去の経験から得られた知識の枠組みはスキーマ（schema）と呼ばれている．具体的にはスクリプト（script)[8]や物語文法（story grammar)[9]などが提案されている．スクリプトは，物事の手続きや出来事の流れに関する知識のまとまりであり，いわば「台本」のような知識を指す．例えば，レストランのスクリプトでは，「登場人物」として，客，ウェイター，会計係などが，また「道具」として，テーブル，料理，お金などが想定されている．そして，客の入場，注文，食事，退場，それぞれの場面で，どのようなことが起こるか指定されている．また，物語文法は，物語の構成に関する知識を指し，物語には，物語の設定，エピソード，問題の解決といった一連の流れがあるとしている．例えば，「桃太郎」では，お爺さんとお婆さんが暮らしていたという物語の設定があり，桃太郎が鬼退治に行くという中心となるエピソードの後に，桃太郎が鬼退治をし，宝物を持って帰るという問題の解決で物語が終わる．私たちは，談話に接した際，このようなスキーマを活性化させ，トップダウン的に談話の処理を促すことができると考えられている．

3　会話

　会話をどのように分析するかは研究者によって様々であるが，ここでは「会話分析（conversation analysis)」と呼ばれるアプローチについて紹介する．会話分析は，もともと社会学の領域で発展した，会話における相互作用を分析する方法の一つである．会話分析の基本的な問題意識は，会話中の相互作用にどのような秩序がみられるか探るというものである[10]．通常の発話に加え，一見発話機能を持たないように思われるフィラー（例：「あのー」）や笑い声，発話中や発話間のポーズ，発話間の重なり，ジェスチャーなどの非言語的行動も記載することで，より詳細な相互作用のパターン

を見出そうとしている．そのためには，会話を録音・録画し，特定の記号を用いてトランスクリプト（会話の文字起こし）を作成することが求められる．例えば次の会話例では，コロン"："が音の引き伸ばしを，丸括弧"（ ）"が発話間のポーズを示し，それが 0.5 秒であることを，角括弧"［"がその部分で複数の話者間で発話が重なっていることを，それぞれ示している．他にも記号は色々あるが，詳しくは会話分析に関する成書[2]を参照されたい．

```
01  A：   学校行ってたの：？
02        （0.5）
03  B：   えっとね［：
04  A：           ［ん
```

会話分析では，会話中の相互作用における秩序を探ると述べたが，ここでは会話分析の研究が見出した秩序（規則性）に関する「発見」のうち，順番交替（turn-taking），隣接ペア（adjacency pair），修復（repair）を取り上げる．

1）順番交替

会話では複数の話者が参加するが，基本的には発話の順番がそれぞれの話者に回ってくる，すなわち話者の順番交替が起こることによって会話が進んでいく．その際，順番交替は無秩序に起こるのではなく，一定のルールがあることがわかっている[11]．基本的な原則は，「1 つの順番において 1 人が話す」，「話者の交替が規則的に起こる」ということだが，発話の順番の割り当てにおいて次のようなルールがあるとされている（3 人以上，参加者がいる場合）．

1. 現在の話者が次の話者を選択し，選択された話者が発言権を得て，順番が移動する．
2. 現在の話者が次の話者を選択しない場合，最初に話し始めた者が発言権を得て，順番が移動する．
3. 現在の話者が次の話者を選択せず，他に誰も話し始めない場合，現在の話者が話し続ける．

これらのルールのなかでは，1 の適用が最も優先され，次いで 2 が，次いで 3 が適用されると考えられている．

順番交替のタイミングは，多くは前の話者が話し終わったと同時あるいは直後であり，仮に発話が重なるとしてもごくわずかである．つまり，聞き手（＝次の話者）は，不適切に発話を重ねて発話したり，不自然な間を生じさせたりすることなく，絶妙なタイミングで話し始めているのであり，現在の話者が話し終わりそうなところを予測していると考えられている．話者が代わる可能性がある発話内の場所を話者の移行適格場（transition relevance place）といい，この移行適格場で次の話者が発話を開

始すれば問題がない．日本語においては，助動詞や終助詞などの発話末要素（例えば「東京に行きますよね」での下線部）が現れた時点以降であるといわれている[12]．

2）隣接ペア

　　隣接ペアは，ある話者による発話とそれに対する別の話者による発話との間のペアのことを指し，原則として互いに隣接した発話の連続となっている．また，先行する発話（第1要素）が後続の発話（第2要素）を要求するようになっており[13]，例えば，「挨拶」に対する「挨拶」（例：「こんにちは」「こんにちは」），「質問」に対する「答え」（例：「お歳は？」「21です」），「依頼」に対する「受諾」ないし「拒否」（例：「代わりに行ってもらってもいい？」「いいよ」/「…えっと，ちょっと，今手が離せないんだ」）などのペアがある．

　　今挙げたペアのうち，「依頼」に対しては，「受諾」と「拒否」の2種類の第2要素があり得る．このように第2要素の候補が複数ある場合，優先される応答とそうでない応答があるといわれている（「依頼」に対しては「受諾」が優先的応答）．優先される場合（「受諾」）は，簡潔で単純だが（「いいよ」），非優先的な場合（「拒否」）は，通常上記の例のとおり発話の遅れや表現の複雑さがみられる．

3）修復

　　修復は必ずしも「誤りを訂正する」ということではなく，第三者からみて誤りがないと思われる場合でも修復がなされることもあるし，第三者からみて問題があるように思えても会話の参加者がその問題に対処しないこともある[14]．また，修復を試みた者によって修復が完了するとは限らず，別の参加者によって修復がなされることもあるし，修復がされない（放棄される）こともある．このように修復は会話の参加者が発話や理解に関わる問題に対処する仕組みを指す．

　　修復の開始と修復の完了を分けて考えると，話者本人が修復を開始し，完結する（自己開始・自己修復），本人が修復を開始し，別の参加者が修復を完結する（自己開始・他者修復），対話者が修復を開始し，本人が修復を完結する（他者開始・自己修復），対話者が修復を開始し，完結する（他者開始・他者修復），の4つのパターンがあるとされる[14]．それぞれの例を挙げる．

　　自己開始・自己修復
　　　A：「今日の3時，いや3限に連絡します」
　　自己開始・他者修復
　　　A：「えっと，今日の3時じゃなくて」　B：「3限」　A：「そうそう」
　　他者開始・自己修復
　　　A：「来週の火曜ね」　B：「え？」　A：「あ，木曜，木曜ね」
　　他者開始・他者修復

Ⅱ章　ことばの成り立ちと障害―基礎編―

　　　　Ａ：「来週の火曜ね」　Ｂ：「木曜だよね」

　健常者同士の会話ではほとんどが自己開始・自己修復である．また，他者開始であっても，上記の他者開始・自己修復の例のように，「え？」などの発話によってＢ（別の参加者）がＡの発話に問題があることを示すにとどめ，多くは話者自身（Ａ）が修復を行うといわれる．

4　言外の意味と会話の推意

1）言外の意味

　私たちは相手の発話を聞いたり，本を読んだりする時，見聞きした表現の文字通りの意味を超えて，その表現では直接表されていない「言外の意味」を理解することができる．

　言外の意味には様々なものがあるが，いわゆる比喩的な表現もこれに該当する．代表的なものに，メタファー（隠喩）（metaphor）とメトニミー（換喩）（metonymy）がある．メタファーの例として「あの先生は鬼だ」という表現について考えてみよう．この表現では，その先生が本当に鬼になっていることを言っているわけではなく（これは文字通りの意味），その先生が鬼のように厳しい，などといったことを意味する．メタファーでは，2つの概念（ここでは，その先生の振る舞いと鬼の振る舞い）の間に類似性を見出し，一方の表現（「鬼」）を用いて，もう一方（「先生」）の特徴を表すものとされている．また，メトニミーは，2つの概念の間に存在するある種の「近接性」に基づき，ある表現が示す概念がそれと「近接」しているもう一方の概念を指し示す現象を指す．例えば「鍋を食べる」という表現では，鍋そのものをがりがりと（！）食べる（これは文字通りの意味）のではなく，鍋の中に入っている食べ物を食べるということである．この例では，鍋の中の食べ物をそれと「近接」する「鍋」で表現している．

　また，前述の会話の例②でみた母親の発話では，文字通りの意味（「部屋がきれいだ」）とは異なる「部屋が汚い」ということを実際は意味している．多くの場合，この例のように文字通りの意味とは逆の意味を表すものをアイロニー（irony）といい，しばしば，皮肉のニュアンスが生じる．これも言外の意味の一種である．

2）会話の推意

　私たちはどのようにして発話の文字通りの意味を超えて，話者の意図を解釈するのか．有力な考えとして，ポール・グライス[15)]による「会話の推意（conversational implicature)」という考えがある．この会話の推意の説明の前に，話が若干遠回りになるが，その前提となる，会話における原則についてみていくことにする．

まず，会話に参加する者は，次に挙げる「協調の原理（cooperative principle）」を順守するものと考えられている．

協調の原理：
あなたの会話における貢献（＝発話）を，その時点で，あなたが参加している話のやり取りのなかで受け入れられている目的や方向性によって求められているようにしなさい．

表現がやや込み入っているが，私たちが会話をする際には，お互いに協力し合うということをここでは述べている．そして，私たちがこの協調の原理を順守するためには，会話における4種類の「格率（かくりつ）（maxim）」を満たす必要があるとされている．格率とは何か行為をする際の規範を指す．

量（quantity）の格率
　(1) 発話を必要とされている情報量にせよ．
　(2) 発話を必要とされているよりも多くの情報量にするな．
質（quality）の格率
　(1) 誤っていると思うことを言うな．
　(2) 十分な証拠がないことを言うな．
関連性（relation）の格率
　(1) 関連のあることを話せ．
方法（manner）の格率
　(1) 不明瞭な表現は避けよ．
　(2) 様々な解釈がある表現は避けよ．
　(3) 簡潔に話せ，冗長な表現は避けよ．
　(4) 順序よく話せ．

上記の格率をみて，「いや，実際の会話では，必ずしもそんなことはない」と思うかもしれない．ここで大事なことは，表面的には協調的ではない（格率に反している）ようにみえる発話であっても，その話者は，本当のところは，格率を，少なくとも協調の原理は守っているはずだと，私たちは想定しているということである．先に示した会話の例③を再度取り上げてみよう．

③　A：「今晩，ご飯一緒に食べに行かない？」
　　B：「明日までに提出しなければならないレポートがあるんだ」

Bの返答を受けたAは次のように考える．また，BもAがこのように考えることができると想定している．

II章　ことばの成り立ちと障害—基礎編—

　　1．Bで言われていること（＝文字通りの発話）は「レポートを書く」ということ
　　　　であり，関連性の格率に反しているようにも感じる（Aの誘いに直接答えては
　　　　いない）.
　　2．しかし，状況からして，Bが関連性を欠くような発話をするとは考えにくい，
　　　　少なくとも協調の原理は守るはずだ.
　　3．そうであるなら，Bの発話は文字通りの意味の他に何か言いたいことがあるは
　　　　ずだ，「別の意味」を理解させようとしているはずだ.
　　4．Bは，食事の誘いを断っているのだ（「ご飯を食べに行くことができない」）.

　ここでの「別の意味」が「会話の推意」に相当する. 会話の推意は，発話で示され
た命題に可能な限り情報が補われ，更にそこから引き出される命題であると考えられ
ている.
　また，前節で触れた比喩やアイロニーは，文字通りの意味においては事実と異なる
ことを述べており，話者は，意図的に質の格率に反しているといえる. アイロニーの
例では，母親が事実（部屋が散らかっている）に反して，部屋がきれいであることを
述べている. しかし，子ども自身，部屋が散らかっていることは把握しており，母親
は部屋がきれいであるとは思っていないことは，その子どもにとっても明白である.
母親の発話が意味あるものであるとすれば（協調の原理を守っているとすれば），発話
の文字通りの意味とは別の会話の推意を導き出す必要がある，ということになる.

5　語用論を学ぶ意義

　私たち言語聴覚士は，コミュニケーションの障害がある人と関わるのであるが，本
項目で紹介したような視点を持つことの意義は何であろうか. 言語活動のうち，語用
論でとらえられる現象は，上記のとおり，個々の表現を単独で検討するのではなく，
私たちを取り囲むコンテクストを必要とするものであることから，私たちの日常のコ
ミュニケーション活動に比較的近いといえる. 私たちは語用論を学ぶことにより，コ
ミュニケーション障害の種類を問わず，その人の日常生活でのコミュニケーションの
評価や支援について考えることができるのではないかと思われる. 例えば，自閉スペ
クトラム症や右半球損傷によるコミュニケーション障害は，音韻面や統語面など，言
語の形式的側面においてはそれほど問題が見出せない障害であるが，これらを談話・
会話レベルで分析することにより，その障害の特性が見出しやすくなる. その一方で，
言語の形式的な側面に問題が生じる障害（例えば失語症）では，コミュニケーション
上の制約がありながらも，いかにコミュニケーションを行っているか，つまり談話・
会話レベルでのコミュニケーションの方略を分析することにより，その人のポジティ
ブな面に着目することができ，そのことを生かした，日常でのコミュニケーションの
支援につなげることができる可能性がある.

文献

1) van Dijk TA：Semantic discourse analysis. Handbook of discourse analysis volume 2 dimensions of discourse. Academic Press, 103-112, 1985
2) 高木智世ほか：会話分析の基礎. ひつじ書房, 2016
3) Halliday MAK et al：Cohesion in English. Longman, 1976
4) van Dijk TA et al：Strategies of discourse comprehension. Academic Press, 1983
5) Kintsch W et al：Toward a model of text comprehension and production. Psychological review 85：363-394, 1978
6) Kintsch W：Comprehension：A paradigm for cognition. Cambridge University Press, 1998
7) Haviland SE et al：What's new? Acquiring new information as a process in comprehension. J Verbal Learning and Verbal Behavior 13：512-521, 1974
8) Schank R et al：Scripts, plans, goals and understanding. Lawrence Erlbaum Associates, 1977
9) Thorndyke PW：Cognitive structures in comprehension and memory of narrative discourse. Cognitive Psychology 9：77-110, 1977
10) Psathas G：Conversation analysis：The study of talk-in-interaction. SAGE Publications, 1995
11) Sacks H et al：A simplest systematics for the organization of turn-taking for conversation. Language 50：696-735, 1974
12) 榎本美香：日本語における聞き手の話者移行適格場の認知メカニズム. ひつじ書房, 2009
13) Schegloff EA et al：Opening up closings. Semiotica 8：289-327, 1973
14) Schegloff EA：The preference for self-correction in the organization of repair in conversaton. Language 53：361-382, 1978
15) Grice HP：Logic and conversation. Syntax and semantics volume 3 speech acts. Academic Press, 41-58, 1975

（吉田　敬）

Ⅱ章　ことばの成り立ちと障害─基礎編─

コラム B-1　言語の構造─音声─

　　　世界には様々な言語が存在する．日本語はそのうちの一つに過ぎないが，本コラムでは日本語を中心に「音声」について考えてみたい．言語学において音声に関する学問は音声学と呼ばれ，更に調音音声学，音響音声学，聴覚音声学に分けられる．話し手（話者）は，音声器官を使って音声を作る（調音あるいは構音）．その作られ方や特徴，それに基づいた分類などを扱うのが調音音声学である．一方，作られた音声はどのような物理的な性質を有しているか，音響学的な視点で音声学を論じるのが音響音声学である．また，その物理的な音波としての音声は聞き手によって知覚される．その聴覚的・知覚的な側面は聴覚音声学において論じられ，心理学にも通じる．

◉ 母音と子音

　　音声は話者によっても多様であり，同じ話者でも様々な音声を発する．しかし，音声学的にみると，音声は母音と子音に大別され，日本語音声の場合には母音は主に5つあるといわれている．子音の種類を数えてもたかだか数十といった程度である．人間が発することができる音声は無限にあるのに，それを私たちは限られた母音や子音の組み合わせとして聞いている．日本語の環境で育った赤ちゃんは，多様で連続的な音声から，日本語の音の体系を自然に獲得する．同じ話者が発する高い/a/や，低い/a/は，音響的にだいぶ違っていても，あるいは大人の/a/と，子どもの/a/が音響的にはかなり異なっていても，それが私たちには同じ/a/に聞こえるのである．なんとも不思議な気持ちになる．私たちは，このように音声の高い低いによる違いや話者による違いを正規化しながら母音や子音を聞いている．一方，高い低いは日本語の場合，ピッチアクセントとして重要な役割を果たしている．高い低いはそればかりではなく，イントネーションや，場合によっては感情などの非言語的情報を担うことすらある．

◉ 子音の異音

　　日本語の子音では，このような例もある．「粕（かす）」と「勝つ（かつ）」の2つ目の子音はそれぞれ [s] と [ts] であり，前者は無声歯茎摩擦音，後者は無声歯茎破擦音と別物である．しかし，「数（かず）」において2つ目の子音を有声歯茎摩擦音 [z] で発音しても，有声歯茎破擦音 [dz] で発音しても同じものとみなされる．無声の場合は意味の違いを生むのに対し，有声の場合は意味が変わらない．日本語母語話者にとって [z] と [dz] は同じ音素の異音であり，両者を区別することは難しい．似たような例として，日本語母語話者が発する「絵画（かいが）」の2つ目の子音に着目すると，それが破裂音になる場合もあれば摩擦音になる場合もある．破裂音と摩擦音は聞いただけでも「違うはず」なのにもかかわらず，日本語母語話者はそれを「同じ」と聞くのである．とても不思議である．

コラム B-1 言語の構造—音声—

◉ 音響現象と言語治療

　音響現象を観察すると，実はいろいろと不思議な，そして興味深いことが隠れている．
それを一つ一つ調べていくと，言語治療に役立つことも多くみつかる．ある音声の開鼻声
の程度を評価するとしよう．その話者が，嗄声を伴わない開鼻声の/a/を発した場合に対
し，声道がまったく同じ状態で嗄声を伴う/a/を発した場合，開鼻声の聴覚印象が後者に
おいて下がるという報告がある[1]．このような現象を含め，より多くのことを私たちは研
究し，また臨床に応用されることを期待したい．

📖 文献

1) 今富摂子ほか：開鼻声の聴覚判定における嗄声の影響—音源フィルタ理論による検討—. 音声言語医
44：304-314, 2003

（荒井隆行）

【Ⅱ章　ことばの成り立ちと障害―基礎編―】

3 障害のとらえ方

本項目のポイント

☑ 障害とは，心身の状態がその集団の平均的水準から逸脱し，生活に困難をきたしていて，一定程度その状態が持続したものである．

☑ 障害の理論モデルとして近年では，ICF（国際生活機能分類）が用いられる．ICFでは障害を，①機能障害，②活動制限，③参加制約の3つの構成要素（次元）からとらえる．

☑ ICFの特徴は，構成要素間の関係が相互作用的であること，障害には環境因子が関与すること，中立の用語を用いていることにある．

☑ リハビリテーションは物的環境，人的環境，社会的環境にも働きかけるものであり，言語聴覚障害のある人に対して環境調整は特に重要な視点である．

☑ 有効なリハビリテーションのためには多職種の連携が必須であり，障害のある人とその家族との共有意思決定が求められる．

○ **Key Words** リハビリテーション，ICF，環境要因，多職種連携，共有意思決定

1 障害とはどういう状態か

　障害（disorder）とはどういう状態だろうか．日本の障害者施策の基本方針を定めた障害者基本法の第二条（定義）には，以下のように記されている．

　　障害者：身体障害，知的障害，精神障害（発達障害を含む．）その他の心身の機能の障害（以下「障害」と総称する．）がある者であって，障害及び社会的障壁により継続的に日常生活又は社会生活に相当な制限を受ける状態にあるものをいう．

障害者とは「障害がある者である」とトートロジー（同語反復）になっていて，これでは科学的な意味での定義とはいえない．

　障害を明確に定義することは実はとても難しいが，一般的には3つの要件が想定されている．

　1つ目の要件は，「心身の状態がその集団の平均的水準から逸脱していること」であ

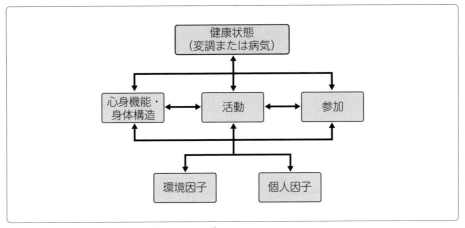

図1 ICF（国際生活機能分類）のモデル

(文献1)より作成)

る．しかしそうなると，IQ（知能指数）150という状態も障害だということになる．そこで2つ目の要件は，「生活に（適応に）困難をきたしていること」である．上記の障害者基本法では「日常生活又は社会生活に相当な制限を受ける状態」と表現されている．特に近年では，例えば「自閉スペクトラム症」という診断名が表わすように，心身機能におけるいわゆる健常と障害はどこかのラインで明確に区別されるものではなく，スペクトラム（連続体）だとする考え方が有力である．そうであれば，生活に支障があることが障害の本質だと考えられ，支障の有無がそれを障害ととらえるか否かの重要な基準になる．なお，生活に困難をきたすかどうかは，どういう環境で生活するかにもよる．したがって，障害か否かは個人要因だけでは決定されないが，それについては後述する．3つ目の要件は，「一定程度その状態が持続すること」である．障害者基本法では「継続的に」と表現されている．一過性のものは障害とはいわない．ただし，必ずしもその状態が固定することを必要としない．

障害を理解する理論モデルとして，近年ではWHO（世界保健機関）[1]により2001年に発表された国際生活機能分類（International Classification of Functioning, Disability and Health：ICF）の枠組みが一般的に用いられる（**図1**）．ICFでは生活機能を心身機能・身体構造，活動，参加の3つの構成要素（次元）からなるものととらえる．それぞれの障害の状態が，機能障害，活動制限，参加制約である．

①機能障害（impairments）：著しい変異や喪失などといった，心身機能または身体構造上の問題
②活動制限（activity limitations）：個人が活動を行う時に生じる難しさ
③参加制約（participation restrictions）：個人が何らかの生活・人生場面に関わる時に経験する難しさ

表1 機能障害，活動制限，参加制約の例

	機能障害	活動制限	参加制約
肢体不自由	左片麻痺	歩行の困難	労働参加の困難
聴覚障害	難聴	会話の困難	学校教育参加の困難

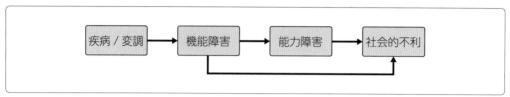

図2 ICIDH（国際障害分類）における障害のモデル

(文献2) より)

　機能障害とは，例えば手や足が動かない（変異）や切断された（喪失）などの問題である．活動制限は個人が生活場面で行う行為における困難であり，参加制約は家庭を含む社会への参加の困難である．後2者は明確に分けられない面もある．例えば家事をすることは，個人の活動という面も家族社会への参加という面もある．

　肢体不自由（この場合は左半身の運動麻痺）および聴覚障害における3次元の例を**表1**に示す．

2　どのように ICF が生まれたのか

　ICF以前に障害の理論モデルとして用いられてきたのが，同じWHO[2)]による1980年の国際障害分類(International Classification of Impairments, Disabilities, and Handicaps：ICIDH*) である（**図2**）．ICIDHは，同じく障害を3次元でとらえ，困難は機能障害だけではないことに世の中の注意を向けさせる画期的なものであった．一方で，発表当時からモデルには欠点も指摘され，ICFはICIDHの改訂版として発表された．両者の主な相違は以下の3点である．

1）障害の3次元は相互作用的である

　ICIDHでは，疾病が機能障害を生み，それが能力障害（disabilities）を，更にそれ

▶**Foot Note**

***ICIDH（国際障害分類）**：正確には，1980年のものは ICIDH 試案として公表され，1993年に試案の語が外れた．

表 2　環境的支援の例

	物的環境	人的環境	社会的環境
肢体不自由	車いす 段差のない通路	ガイドヘルパー	福祉用具のサービス・制度 移動支援・意思疎通 支援のサービス・制度
聴覚障害	補聴器 字幕放送	手話通訳者 要約筆記者	

が社会的不利（handicaps）を招くというように，3 次元が系列的な関係として示されている（**図 2** では一方向性の矢印で表現されている）．しかし，もしこの通りであれば，障害の影響を軽減するためには機能障害の改善が必須になるが実際は異なる．例えば，筆者が専門にしている失語症は代表的な例である．失語症では言語の機能障害があって，それが会話困難などの活動制限を生み，就労や地域社会への参加制約を生じさせる．もちろん，機能障害が軽快すれば活動や参加の問題も解消するのだが，別のアプローチもある．すなわち，環境を整備することによって職場や地域社会への参加を実現させる．そうなれば，ことばを使う（実地で練習する）機会が増えるから会話の困難さは改善され言語機能の回復も促進される．このような流れもあるので，ICF では 3 次元が相互作用的な関係（お互いに影響しあう）であることが，双方向性の矢印として表現されている（**図 1**）．

2）環境要因が明記されている

　　障害は生活（適応）に困難をきたしている状態であるので，心身の問題があったとして，それが障害か否かはその人が置かれた環境によっても異なってくる．例えば，筆者は裸眼視力が 0.03 しかないが，眼鏡もコンタクトレンズも容易に手に入る日本では，それは障害とはいえない．しかし，そうではない開発途上の別の国に行けば，それは生活に重大な影響を与え障害とみなされるであろう．

　　環境とは以下の 3 つのことである．

　　　①物的環境：建物，道路，生産品・用具，自然環境など

　　　②人的環境：家族・友人・支援者・他人などの支援や態度

　　　③社会的環境：サービス，制度，政策

　障害には明らかに環境が関与している．したがって，障害への対応としては大きく，障害を個人の問題ととらえて，その個人に働きかけて問題の軽減を支援するアプローチ（医学モデル）と，障害を社会の問題ととらえて，その人を取りまく環境に働きかけて問題の軽減を支援するアプローチ（社会モデル）がある．上述の肢体不自由と聴覚障害における環境的支援の例を**表 2** に示す．

Ⅱ章　ことばの成り立ちと障害―基礎編―

3) 中立の用語を用いている

　　ICIDH では障害の説明として，機能障害，能力障害，社会的不利という負のイメージを持つ用語がもっぱら用いられていた．しかし，障害にはマイナス面ばかりがあるわけではないし，障害のある人は問題のみを持っているわけではない．したがってICF では，心身機能・身体構造と機能障害，活動と活動制限，参加と参加制約というように，可能な限り中立（マイナス面ばかりに焦点を当てない）の用語が用いられている．それによって，障害や障害のある人に対する負のレッテル貼りを強く否定している．

4) ICF が示すこととして

　　臨床の現場にいると，患者がしばしば「治ってから（職場に，地域社会に）戻る」と発言したり，見舞いに来た同僚や知人が「治して（から）戻ってきてね」と言ったりすることを見聞する．もちろん，それらの発言をする気持ちはよくわかる．しかし，前述してきたように，「障害を完全に治してから戻る」というスタンスは正しいとはいえない．回復が不完全でも，環境を調整するなどしてとにかく戻る（参加する）．それが回復を促進したり，患者の生活の質を高めることにつながるのである．

3 　言語聴覚障害のリハビリテーション：その概要と特徴は

1) リハビリテーションの概要

　　言語聴覚士法第二条において，言語聴覚士とは「言語聴覚士の名称を用いて，音声機能，言語機能又は聴覚に障害のある者についてその機能の維持向上を図るため，言語訓練その他の訓練，これに必要な検査及び助言，指導その他の援助を行うことを業とする者をいう．」と定められている．訓練・助言・指導など障害の改善を目的とした言語聴覚士の介入は，大きく以下の 3 つに分けることができる．

　　　①修復（repair）を目指す介入
　　　②代償（compensation）を目指す介入
　　　③環境調整（environmental adjustment）による介入

　　修復とは，損傷された機能に働きかけて，それが元通りに働くように促す（発達性の障害であれば機能の発達を促す）アプローチである．失語症であれば，聴覚的理解を向上させる訓練，呼称を促進する訓練などが相当する．障害の 3 次元のうち，主に機能障害に働きかけるものである．

　　代償とは，失語症であれば，発話による意思表出が困難な患者に対し書字によるそ

れを強化する介入などが当てはまる．直接の目標は言語機能の回復よりもコミュニケーションの促進であり，主に活動制限に働きかけるものである．代償は，より厳密には内的代償と外的代償（substitution）に区別される．外的代償とは機器（福祉用具）を用いて1つの活動を実現するもので，失語症であれば，発話や書字の代わりにコミュニケーションノートによる指差しを用いて（自分が発したいことばに相当する絵を指差すことによって），意思表出することなどが当てはまる．

③の環境調整とは，物的・人的・社会的な環境へのアプローチであり，活動制限への働きかけと参加制約への働きかけの両方の側面がある．失語症であれば，生活空間の各所に筆記具と用紙を置いて文字や略画でのコミュニケーションをとりやすいように設定することや（物的環境調整），家族や職場の人に失語症者の抱える問題やコミュニケーションのコツを説明・指導したり，失語症者向け意思疎通支援者を養成・派遣するなど（人的環境調整）が当てはまる．個々の言語聴覚士が実行可能な社会的環境調整としては，患者会（当事者会）の結成・運営の支援や失語症者の代弁者としてその実態や意向を行政等に伝える役割などがあろう．

言語聴覚士の介入を，修復・代償・環境調整に整理して把握することは有用である．決して，機能障害に対する修復アプローチ（いわゆる機能訓練）だけが業務ではない．

2) リハビリテーションの特徴

コミュニケーションは1人で行われるものではなく，必ず相手（人的環境）がいて，それが行われる場（物的環境）がある．その面からも，障害の発現には環境要因が大きく関わる．例えば，普段と異なる騒がしい場所，忙しそうにして冷たい態度の相手であれば，誰であってもコミュニケーション能力は十分に発揮しにくい．逆に，慣れ親しんだ場所で馴染みの人との会話であれば，言語聴覚障害者であっても驚くほどの力を発揮する場合がある．

環境による水準の違いは，潜在能力（competence）と実行状況（performance）の差，より平易なことばでいえば「できる」と「している」の差として議論されることもある．言語聴覚士が対象者の評価を行う際は，一般的に病院の訓練室など生活環境とは切り離された場で行うことが多いので，それは主に潜在能力を評価することになる．いわば「できる言語」「できるコミュニケーション」である．そのような評価も当然必要なことだが，対象者がその言語機能やコミュニケーション活動を実際の生活場面で発揮しているかどうかも，評価の大切な視点である．両者にはしばしば大きな乖離がみられる．

言語聴覚障害のリハビリテーションにおける評価は，実行状況にも焦点を当てたものである必要がある．また，対象者がその潜在能力を生活場面で発揮できていない場合，しばしば「やる気がない」「消極的である」などと，その責めが対象者自身に帰せ

Ⅱ章　ことばの成り立ちと障害―基礎編―

られがちである．しかし，そもそもは介入の計画自体が，訓練室で発揮される能力だけでなく，生活場面における実行状況の向上を目指すものである必要がある．潜在能力と実行状況の乖離を埋める鍵となるのは環境要因である．言語聴覚士は適切な環境調整によって，実行状況の向上を目標とする必要がある．

4 なぜ多職種の連携が必要なのか

1）他職種との連携

　　WHO[3]は，「今では保健・医療従事者（health worker）は，専門家（professional）であるというだけでは十分でない．世界の潮流では，保健・医療従事者は専門職連携家（interprofessional）である必要がある」と述べている．専門職の連携とは「異なる専門分野を持つ複数の保健・医療従事者が，最高品質のケアを提供するために，患者，家族，介護者，地域社会とともに活動すること」である[3]．

　　今日では，一昔前に比べて医療技術は高度・複雑化し，1つの専門職だけでは十分なサービスが提供できない．例えば，診断・治療のための様々な機器・技術が増え，それを正確かつ安全に動かすためには，新たに工学分野の専門職との連携も必須になっている．また，社会も複雑化して，患者の健康問題を1つの病院だけで解決することが困難になっている．他の病院や地域の診療所・かかりつけ医との連携や，更には患者が通う職場や学校との協働，患者支援団体との協働も必要である．また，人々の価値観や家族形態も多様化している．単なる延命や有害事象の排除が患者・家族の希望や価値観にそぐわないこともあるし，家族の形も様々になっている．そのなかでは，患者や家族に一方的に指導するのではなく，患者・家族をチームのなかに巻き込んで，彼らとともに障害に対処していく必要がある．

　　専門職連携教育（interprofessional education：IPE）の普及と発展に多大な貢献をしたイギリスのヒュー・バーは，現代の保健・医療専門職に求められる能力を**図3**のように表している[4]．「共通の能力」とは，全ての専門職に求められる能力であり，人体の解剖・生理のような基礎医学に関する知識や対人コミュニケーションにおける技術のことである．「個々の専門の能力」とは，専門職養成課程における教育の中心となる，それぞれの専門職に固有の知識や技術のことである．加えて専門職には，「協働的能力（interprofessional competency）」が必須であることを，この図は表している．協働的能力とは，それぞれの専門職が他の専門職と，更には患者や家族，ボランティアや地域社会などとともに働く能力のことである．これらは今日の専門職にとって必ず身につけなくてはいけないものである．

　　連携医療は決して単なるお題目ではない．その利益として，実際に数値的に検証さ

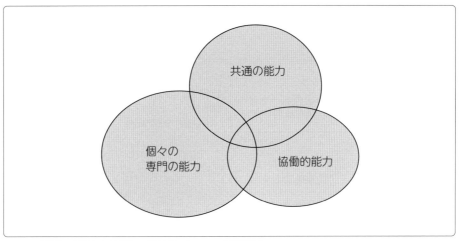

図3 保健・医療専門職に必要な3つの専門能力

(文献4) より

表3 専門職連携による利益

	報告されているアウトカム
組織としての利益	・入院期間の短縮 ・医療・介護のコストの削減 ・予期しない入院の減少 ・予期しない死の減少
個々の患者の利益	・治療やケアへの患者・家族の満足度の向上 ・生存率などの治療成績の向上 ・合併症や通院回数の減少 ・精神疾患においては自殺率や入院率の減少
個々の専門職の利益	・仕事満足度，勤労意欲，幸福感の向上 ・仕事における不安や孤独感の減少 ・メンタルヘルスの向上

(文献5) より作成

れたことだけでも**表3**のものがある[5]．連携医療は治療効果が高く，医療ミスの発生率も低く，予期しない問題が起きた時でも迅速に対応できて，医療コストの削減につながる．また，患者や家族にとっても，自分たちの要望をしっかり聞いてくれ対応してくれると感じたり，一貫した治療を受けていると感じるため満足度が高い．更に働

Ⅱ章　ことばの成り立ちと障害─基礎編─

表4　共有意思決定（SDM）と従来の意思決定の比較

	パターナリズム アプローチ	インフォームドコンセン トアプローチ	SDM アプローチ
情報の流れ	一方向（医療者→患者） 説明と同意は最低限	一方向（医療者→患者） 意思決定に必要な全ての 医療情報を提示	双方向（医療者↔患者） 医療者は意思決定に必要 な全ての医療情報を提示 し，患者は自身の志向に ついて情報を提供
協議	医療者単独または 医療者同士	患者（＋家族や友人）	医療者と患者 （＋家族や友人）
治療方針の決定	医療者	患者	医療者と患者

（文献6）より）

く専門職にとっても，同僚が自分を理解してくれ必要に応じ助けも得られるため不安感が少なかったり，そのぶん自分の仕事に集中でき，自身の成長につながる環境だと感じて仕事への満足感や幸福感も高くなる．

　協働的能力の涵養，連携医療の実践は言語聴覚士にとって必須のものであり，その目的は，対象者へのより質の高いサービスの提供というだけでなく，自身の職業的満足感を高めその能力をより伸ばすためでもある．

2）患者との連携

　上記のように，連携チームのなかには，最も大事なメンバーとして障害のある人やその家族も含まれるべきである．近年では，共有意思決定（shared decision making：SDM）という概念が提唱されている．これは，治療行為等の選択において，患者と医療者が協働して最善の判断を作り上げていくという考え方である．**表4**に示すように，従来のパターナリズムアプローチでは，治療方針は医療者が決定していた[6]．その反省に立つのがインフォームドコンセントアプローチであるが，医療者は判断に必要な情報を患者に一方向的に提供して，あとの検討は患者まかせというきらいがあった．一方SDMアプローチでは，判断に必要な情報は患者と専門職間で双方向的に交換され（患者は自身の志向や価値観などの情報を提供する），意思決定は両者の協議によってなされる．

　言語聴覚障害のある人においては，判断に必要な情報を受けとること，その情報を適切に処理すること，そして意思を表出することに大きな困難がある．言語聴覚士は，対象者の判断の過程をも支援する態度で，その意思決定に関わっていく必要がある．

文献

1) 障害者福祉研究会編：ICF 国際生活機能分類—国際障害分類改定版—. 中央法規出版, 1-23, 2002

2) WHO：International Classification of Impairments, Disabilities, and Handicaps：A manual of classification relating to the consequences of disease. 22-43, 1980 [https://apps.who.int/iris/bitstream/handle/10665/41003/9241541261_eng.pdf?sequence＝1 & isAllowed＝y（2024 年 9 月閲覧）]

3) WHO：Framework for action on interprofessional education & collaborative practice. 2010 [https://iris.who.int/bitstream/handle/10665/70185/WHO_HRH_HPN_10.3_eng.pdf?sequence＝1 & isAllowed＝y（2024 年 9 月閲覧）]

4) 高橋榮明監：専門職連携実践のためのコア・コンピテンシー. 日本保健医療連携教育学会, 13, 2012

5) Mickan SM：Evaluating the effectiveness of health care teams. Aust Health Rev 29：211-217, 2005

6) Murray E et al：Shared decision-making in primary care：Tailoring the Charles et al. model to fit the context of general practice. Patient Educ Couns 62：205-211, 2006

（中村　光）

コラム B-2　言語の構造—音韻—

　　　読みの習得にとって音韻意識が重要であるということは，これまで研究対象となった全ての言語において指摘されているが，「音韻って何？」と改めて問われたら，読者の方々はどのように答えるだろうか.

　本来，音韻は文字とは独立した概念なのだが，両者は密接な関係にあることはたしかだ. 例えば，日本語の場合，原則として仮名 1 文字の表す音の単位は「モーラ」であり，それゆえに，日本語において読みとの関連で音韻意識を考える際には，従来から「モーラ」が重要な単位とされている.

　一方，幼児期の音韻発達に目を向けてみると，どの言語においても，初期段階では「音節」が優位であるといわれている. 日本語話者の幼児でさえも，実は「モーラ」への認識が定着する前には，「音節」が心理的に実在しているといわれている[1]. そうなると，音韻操作能力を測定する際に，従来のように単にモーラに注目しているだけでは，子どもたちの音韻に関する知識を正しく測定するには不十分という可能性が出てくる. つまり，仮にモーラ課題で困難があったとしても，それは単に「モーラ」という単位に対する困難さであるにすぎず，それ以外の音韻単位に関しての評価ではない.

　欧米では，ダウン症児の音韻操作課題の成績が良くない理由として，扱われている課題の内容が，ダウン症という障害を持つ子どもたちにとって行い難いものであるからだとい

う見方がある．実際，ダウン症児の阻害要因とならないような音韻課題を独自に作成し，音韻意識を測定したところ，課題を行ったダウン症児の読み能力と音韻意識レベルに相関関係が見出される結果が得られたという報告もある[2]．

　同様に，日本語においても，定型発達児とダウン症児の語彙年齢を統制したうえで音韻意識の発達を比較すると，両者間には類似した発達パターンが観察される．特に分解課題の誤答パターンに注目をしてみると，定型発達児もダウン症児のどちらも例えば「ぶ・ど・う」を「ぶ・どう」と分解するなど，誤答の多くが，モーラではなく音節単位で分解が行われた可能性を示唆する結果となっている[3]．モーラに先行して音節への意識が定着している何よりの証拠といえよう．以上のことから，仮に評価法のなかに「モーラ」だけではなく，「音節」に関する項目も含まれていたとしたら，例えばダウン症児の診断を単に「成績が良くない」あるいは「音韻意識が弱い」と済ませるのではなく，「音節単位の認識はできているが，まだモーラ分解には至っていない段階」というような，より厳密な評価ができる可能性が出てくる．

　欧米では，音韻分解，抽出，同定，合成，削除，置換，逆唱など種々の課題を用いながら，音韻階層上の様々な単位との関係で音韻意識や音韻操作能力を測定する検査法が開発されている．一方，日本では，残念ながら依然として「モーラ」ばかりが脚光を浴びており，それ以外の音韻単位を前提とした評価や基準法がまだ十分に確立されていない．日本語の音韻構造をより包括的にとらえ，より正しく「音韻」の知識を測定できる仕組みを考案することが急務といえよう．

📖文献

1) 伊藤友彦ほか：文字獲得前の幼児における韻律単位の発達—モーラと音節との関係—．音声言語医 42：235-241，2001

2) Fletcher H et al：Phonological awareness in children with Down Syndrome. Downs Syndr Res Pract 8：11-18, 2002

3) 長波真美：健常児の初期音韻発達とダウン症児の音韻意識についての考察．音韻理論と音韻獲得．都田青子編，丸善プラネット，58-72，2011

（都田青子）

【Ⅱ章　ことばの成り立ちと障害―基礎編―】

4　ことばの障害の見方

本項目のポイント

☑ 「ことばの障害」の全体像を俯瞰し把握することからはじめよう.

☑ 老化には，病的老化と加齢によって生じる生理的な機能低下によるものがある.
低下していく機能だけではないし，また個人差も大きい.

☑ フレイルとは，加齢とともに心身の活力が低下した状態をいい，身体的，社会的，
精神・心理的なものがあり，その予防・機能の再活性化への種々の関わりが求め
られる.

☑ うつや認知症の初期症状とみなされがちな症状から，失語およびことばに関連す
る症状を見逃さず，初期から診断・対応できることが重要である.

○ Key Words　**成人の障害，老化，言語聴覚士**

1　ことばの障害をめぐって

　Ⅰ章1で紹介された「ことばの鎖（スピーチ・チェーン）」は，様々なコミュニケーション障害をみていく際の基本的な枠組みである（Ⅰ章1-**図1**参照）. 小児の障害も成人の障害もそこには含まれている. それぞれの障害の詳細はⅢ章の各項目で紹介されているので，全体からみて気づいた点を書き加えていきたい.

　障害は往々にして，この鎖のどこか単独ではなく重複してもたらされる.（人の一生の）「いつ」障害を受けたかによっても，障害の及ぼすところは変わってくる. また，発達段階での障害に加え，成人後，新たに障害が加わり障害像が複雑となることもある. あるいはまた，LiD/APD（聞き取り困難症・聴覚情報処理障害）のように，過去には明らかでなかった症候であったために，見過ごされたり放置されたまま成人となり，就労などの新しい局面で大きな支障を生じ，顕在化し問題となる場合もある.

　図1に摂食嚥下の障害が加わったものがおおむね私たち言語聴覚士の守備範囲といえるが，それぞれの言語聴覚士個人の実際の仕事の場での立ち位置は様々であろう. 例えば，成人の回復期リハビリテーションを業務としている言語聴覚士であっても，

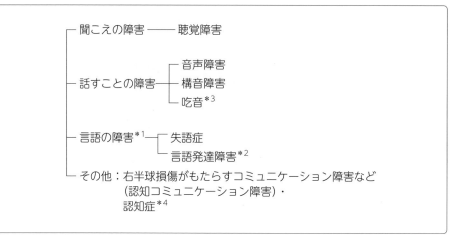

図1 ことばの障害

*1 言語の障害：音声言語に限らず，文字・サイン・手話など，意味を持つ記号として自在に操作する言語学的過程の障害をいう．
*2 言語発達障害：何らかの理由で言語の理解や表現が遅れている状態を指し，その要因として，聴覚障害，対人関係の障害（自閉性障害），知的障害，言語学習に限定された特異的障害，明らかな脳損傷によるもの（脳炎・後天性小児失語など），言語環境（二か国語環境，育児放棄など）などがある．
*3 吃音：成人以降，脳梁の損傷などによって吃音を発症することがある．症候性吃音と称される．
*4 老化の項目以後も参照．

　人の一生涯を視野に入れた発達段階の知識を身につけておく必要がある．また，摂食嚥下をメインにしているならば，言語聴覚士としての強みは，失語を含めた高次機能障害や認知症をはじめ，様々な背景を持つ方に適切なアプローチができ得ることであり，それは小児においても同様である．更にまた，自己の日頃の領域ではない「症状」に気付く，あるいは疑いを抱いた時，それを専門とする言語聴覚士への相談などがためらわずに行えるようなネットワークも持っていたい．

　現代は，PCやスマートフォンがコミュニケーション手段として必須になっている．個々のケースでは，障害された音声言語に代わってコミュニケーションの有効な手段として活用されていることもあるだろう．しかし子どもを含め障害を持つ人たちが，こうした社会の変化から取り残され，社会生活上の種々の不利益を余儀なくされていることもまた多い．これらの機器の操作にはどのような能力が必要であり，どうアプローチし得るのだろうか．個々人の機能障害は多様でアプローチもまた多様であり，社会の変化に伴って障害を持つ人たちのニーズもまた変化していくことに言語聴覚士が常に向き合い，対応していくことが必要であろう．

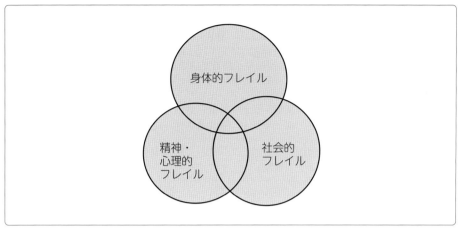

図2 フレイルの概念
身体的フレイル：低栄養・口腔機能低下・運動器障害・サルコペニア（加齢による筋肉量の減少および筋力の低下）など．
社会的フレイル：閉じこもり・社会的孤立・孤食など．
精神・心理的フレイル：認知機能障害・うつなど．

（文献1より作成）

2 「老化」に関する様々なことがら

　一般に加齢（aging）に伴って成熟期以降に生じる現象を「老化」と呼ぶ．老化という語のマイナスイメージを避けるために「加齢変化」という呼び方も多くなされるようになり，アンチエイジングという語も広告をはじめ，よく見聞きするようになっている．ただ，「加齢」は文字通り年齢を加える，「歳をとる」ことをいい，「加齢変化」の語は発達期等でも使用される用語なので，ここでは「老化」の語を用いることとする．

　老化には，病気などによって生じる病的老化と，加齢によって生じる生理的機能の低下がある．こうした生理的老化に伴っては，運動・聴覚・視覚などの基本的な機能に加え，言語・記憶・知能などの高次の脳機能も影響を受ける．ただし，その低下は一様ではないし，また個人差も大きい．なお病前に高い認知機能を持つ個人で，一定の脳損傷や変性を受けても認知機能が保たれる例が報告されるなど，認知予備能をいかに豊かに，かつ保っていくかも注目されるようになっている（後述「6）認知予備能とは」参照）．

1）フレイルって？

　フレイルとは，加齢とともに心身の活力（運動機能や認知機能等）が低下した状態をいう（**図2**）[1]．早くに介入して適切な対策を行えば元の状態に戻る可能性を持つ訳語として，日本老年医学会が2014年にフレイルの語を提唱した．国際的によく用いられるのはフリードらによる基準「Cardiovascular Health Study 基準（CHS基準）」

表1 2020年度改訂　日本版 CHS 基準（J-CHS 基準）

体重減少：6ヵ月で，2kg 以上の（意図しない）体重減少
筋力低下：握力：男性＜28kg，女性＜18kg
疲労感：（ここ2週間）わけもなく疲れたような感じがする
歩行速度：通常歩行速度＜1.0 m/秒
身体活動：①軽い運動・体操をしていますか？
　　　　　②定期的な運動・スポーツをしていますか？
　　　　　上記の2つのいずれも「週に1回もしていない」と回答

[判定基準]　3項目以上に該当：フレイル，1〜2項目に該当：プレフレイル，該当なし：
　　　　　　ロバスト（健常）

(文献2) より作成

である．これを日本人高齢者に合った指標に修正改訂したものが，**表1** である[2]．またこれは，厚生労働省が介護予防のために作成した25項目の質問票（基本チェックリスト）とも対応しており，身体的フレイルの代表的な診断法として位置づけられている．更にこうした基準に認知機能の側面を強調した基準の作成も見込まれているようである．なお，ロコモ（ロコモティブシンドローム）とは運動器の機能が低下して移動が不自由になった状態をいう．

2）知能は老化によって衰える？

認知症の多くが老年期に発症するという通念からは，知能が加齢とともに不可逆的に低下していくと考えがちだが，研究によって様々な結果が報告されている．

知能は，大きく2つに分けられる．

1つは流動性知能（fluid intelligence）と呼ばれるものである．情報を処理する速度や注意・集中力，空間処理や問題解決能力などであり，WAIS知能検査でいえば，「ワーキングメモリ指標」・「知覚推理指標」・「処理速度指標」に含まれる項目で検出される「知能」である．

もう1つは結晶性知能（crystallized intelligence）と呼ばれる知能である．経験や学習に基づく言語・意味記憶，社会的な知識などを指し，言語性知能ともいう．WAIS知能検査では，「言語理解指標」に含まれる項目を指し，ことばの意味や語彙，抽象的な言語理解，一般的な知識，社会習慣やルールなどが挙げられている．

流動性知能は加齢の影響を受けやすく，一方の結晶性知能は加齢の影響を受けにくいとされる[3]．

3）老化は「ことば」にどう影響する？

以下，詳細は他章に譲るが簡単に触れる．

a. 聞こえに関して

難聴のなかで，加齢以外に原因のみつからないものを老人性難聴という．65歳以上の約1/4で難聴が生じるとされるが，聴力の老化は個人差が大きい．通常，低い周波数の音に比べ2kHzを超える高い周波数の音ほど聞き取りにくくなる．また，親密度や心像性が低い語ほど聞き取りにくくなるが，これは辰巳[4]によれば，言語系の機能に起因するものではなく聴覚系の機能低下により生じるという．

b. 声に関して

年齢とともに，女性では声が低くなり男性は声が高くなる傾向があり，また特に男性では声の震えや嗄声が特徴的となる．老化に伴い，肺の組織は弾力性がなくなり胸郭も硬くなる．呼吸筋も弱くなり，呼気・吸気の空気の量が減少する．そのため，呼気を効率よく使うことができなくなってしまう．

また喉頭も，軟骨のカルシウム沈着や，声帯などの筋肉の萎縮，軟骨をつなぐ関節の機能の低下，喉頭粘膜の腺の萎縮などがみられるようになる．こうして発声時に声帯の閉じなどの声帯調整がスムースに行えなくなる．声帯の硬化によって声が高くなり，声帯振動も不安定になる．女性では閉経後，喉頭粘膜の厚みが増していき，声が低くなる．

c. 語彙・語想起など

前述の「2）知能は老化によって衰える？」にも関連するが，語彙の数そのものは高齢者のほうがむしろ多いとされる．しかし，喚語困難がよくみられるようになる．東京都老人総合研究所（現東京都健康長寿医療センター研究所）を中心とする共同研究で，音韻的手がかりによる単語の想起，意味カテゴリーを手がかりとする単語の想起を，若年者（大学生）と健常高齢者とで比較した結果は，普通名詞の想起では，健常高齢者は若年者の約75％であった．「政治家」「女優」などでの人名（固有名詞）の想起は更に困難で，若年者の約60％ほどにとどまった[4]．このほか，仮名語の黙読，動詞活用などにも衰えが観察されたという．

4）うつ（状態）

高齢者ではうつ病・うつ状態がしばしばみられる．うつとはいっても，気分や感情の落ち込みを訴えるというよりも「眠れない・眠りが浅い」「疲れが取れない」「食欲がない」などの身体的な訴えが多くみられるのが高齢期の特徴である．うつは，活動性を低下させ機能予後を悪化させるため，うつへの対処はもとより重要である．なお，「物忘れがひどくて……」「ばかになった」などの訴えがみられることも多いが，こうした訴えが認知症によるものと誤解される場合も多く，いかにして鑑別していくかが問われている．

Ⅱ章　ことばの成り立ちと障害─基礎編─

表2　認知予備能とは

- 教育歴の長さ，刺激的な仕事，適度な運動や創造性のある趣味などにより形成される機能的な余力のこと

- 若年期の教育や中高年期の運動や趣味，仕事などにより脳の機能的ネットワークはより複雑になり，仮に神経損傷や病理変化があったとしても，機能的かつ効率的にネットワークを使用したり，代替ネットワークを活用することによって，認知機能を保持するように働く

（文献3）より）

5）医学界での潮流

　日本は少子高齢社会といわれて久しい．2023年の総務省統計局の概算で，65歳以上の人口は，3,622万人，総人口に占める割合（高齢化率）は3割に達しようとし，この割合は世界一という．また，高齢者のうち75歳以上の割合は半数を占めている．総人口は減少傾向が続いているが，高齢者の割合は今後も上昇していくと見込まれている．

　「健康寿命」をいかにして伸ばしていくか，という社会的な要請のもと，医学界のみならず，職種の枠を超えた対策の必要性が求められ，「日本医学会連合」（日本リハビリテーション医学会など日本医学会連合加盟学会57学会）に加え，関連する23団体が，2022年4月に「フレイル・ロコモ克服のための医学会宣言」を表明している．フレイル・ロコモの状態を，適切な対策により予防・改善が期待できるものとして明確に位置付け，フレイル・ロコモ克服のための活動目標が示されている．宣言に加わった関連23団体には日本言語聴覚士協会，日本摂食嚥下リハビリテーション学会が含まれている．

6）認知予備能とは

　高齢者の認知機能維持でしばしばとり上げられる認知予備能とは何か．**表2**[3]に記されているように，認知予備能として，教育歴，職能，余暇活動，運動が有効に働くということであり，老化による低下の防御因子として，認知予備能をいかに活性化させ得るかが，いま注目されている（**表3**）[5].

　高齢者が日頃から行っている認知活動と認知症の発症率との関係では，頻繁に認知活動を行っている群では，認知機能の低下がゆるやかであり，MCI（軽度認知障害）の発症も遅れるという．ここでの認知活動には新聞を読む，チェスなどのゲームをする，図書館に行く，観劇に出かけるなどが挙げられている．

4 ことばの障害の見方

表3 認知症の防御因子

適度な運動
食事因子（高カロリー食や低たんぱく食および低脂肪食を避ける，魚を摂ること，適度な飲酒など）
余暇活動
社会的参加
精神活動
認知訓練など
また，後天的要素として高い教育歴，男性では頭部外傷がないことが挙げられている

(文献5）より)

表4 閉じこもりの要因

身体的要因	老化による体力低下，疾病・障害（脳卒中，転倒・骨折など），視力・聴力の低下，認知機能の低下
心理的要因	活動意欲の低下，障害受容・性格，転倒不安
社会・環境要因	人的環境：家族の態度・接し方，友人仲間 物理的環境：家屋構造，住環境，気候風土

(文献6）より)

7）高齢社会における言語聴覚士として

　　閉じこもりの要因を**表4**[6]に示した．以下は，「閉じこもり予防・支援マニュアル（改訂版）」[6]に記載された脳卒中で寝たきりになった例の引用である．——脳卒中という疾病，つまり，身体的要因がまずある．それに，本人の回復への意欲の程度，つまり，心理的要因が関連して，リハビリテーションをどの程度しっかりやったか，発病前と同じように自分でできることは自分でしようとしたか，外出しようと頑張ったかなどが関連する．更に家族との人間関係が良好ではなく，近所の人との交流もない社会的な孤立の傾向があるのか，といった人的環境のほか，自宅の家屋構造がバリアフリーになっておらず，屋内の移動が危険なのか，などの物理的環境など様々な社会・環境要因が関連して閉じこもりは発生するのである——その後，寝たきりへとつながったと記されている．

　　この例をみると，リハビリテーションのチームが，退院後の環境・生活をしっかりと描き，それに対して具体的に丁寧に対応，つないでいくことで，大きく「その後」が変わるであろうことを改めて認識させられる．

　　前述の国立長寿医療研究センターのテキスト[2]には，身体的フレイルの相談先として，口腔機能に関して言語聴覚士が挙げられている．その他の社会的フレイル，精神・心理的フレイルには，精神科・神経内科など，また地域包括支援センターなどが

Ⅱ章　ことばの成り立ちと障害—基礎編—

表5　原発性進行性失語（PPA）の臨床診断基準

■包含基準：1～3の基準を満たさなければならない
1．最も顕著な臨床症状は言語症状である 2．言語の症状が日常生活活動の障害の主たる要因である 3．失語症が発症および病初期の最も目立つ障害である
■除外基準：1～4の基準が否定されなければならない
1．言語の障害パターンが他の非変性性神経系障害や医学的疾患によるものとして説明し 　　得る 2．認知機能障害が精神科的疾患によるものとして説明し得る 3．初期から明らかなエピソード記憶障害，視覚性記憶障害，視知覚障害がみられる 4．初期から明らかな行動障害がみられる

（文献7）より）

記載されているが，言語聴覚士の文字はみられない．社会的交流には，コミュニケーション能力が前提であり，コミュニケーション手段の構築や社会参加の機会を増やすなどの環境整備への言語聴覚士の提言・介入が求められると考える．

3　見逃してはならない症候として

　従来，変性疾患によって生じる言語関連症状は，全般的な認知機能低下（認知症）という大きなくくりのなかでとらえられ，着目されることは少なかった．また，認知症の概念が主としてアルツハイマー病を念頭に置いたものであったことから，「この頃，物忘れがひどくて……」という主訴—記憶障害が特に着目され，診断の基準ともなっていたことも一因であろう．そのようななかで徐々にではあるが，80年代のメスラムの報告を端緒として，脳の器質的変性によって「全般的な認知機能低下を伴わない失語」が出現（のちに認知症に至る）することが知られるようになった．その後，いくつかの経緯を経て，原発性進行性失語（primary progressive aphasia：PPA）と称されるようになり，初発の症状が失語である症候群が周知されていくこととなった．2011年には**表5**のような診断基準[7]が提起された．この基準では，PPAは更に3つのサブタイプ—非流暢/失文法型PPA（nfvPPA），意味型PPA（svPPA），ロゴペニック型または語減少型PPA（lvPPA）—に分類される（**表6**）[7,8]．意味型PPAはわが国ではよく知られた語義失語に相応するとされている．

　根本的治療薬の開発，背景病理の追及といった医学的な課題とは別に，初期診断における言語（および関連）症状の適切な判断，およびそれらへの対応，また進行期に発現するであろう認知症状も視野に入れての縦断的支援を考えるうえで，言語聴覚士の担うべき役割はとても大きい．訓練に関しては，基本的に進行性であるから，限定

4 ことばの障害の見方

表6 3つのサブタイプの臨床診断基準

■非流暢/失文法型 PPA（nonfluent/agrammatic variant PPA）

以下の中核症状のうち少なくとも1つを満たす
1. 発話における失文法
2. 一貫性のない音のエラーや歪みを伴う努力的でたどたどしい発話（発語失行）

以下のうち2つを満たす
1. 複雑な文の統語理解の障害
2. 単語の理解の保存
3. 対象物の知識の保存

■ロゴペニック/語減少型 PPA（logopenic variant PPA）

以下の中核症状の両者を満たす
1. 呼称および自発話での語の想起障害
2. 文や句の復唱障害

以下の症状のうち3つを満たす
1. 自発話と呼称における音韻性の誤り
2. 単語理解・対象物の知識の保存
3. 発語運動の保存
4. 明らかな失文法はない

■意味型 PPA（semantic variant PPA）

以下の中核症状の両者を満たす
1. 呼称の障害
2. 単語の理解障害

以下の症状のうち3つを満たす
1. 対象の知識の障害．特に低頻度・低親密度のものに対して
2. 表層性失読または表層性失書
3. 復唱能力の保存
4. 発話産生（失文法と発語運動）は保存

（文献7，8）より作成）

的にならざるを得ない側面も指摘されているが，早期発見による初期からの適切な介入が進行を遅らせたり QOL に有用であったことが多く報告されている．

　なお，高齢社会を背景とする時代の要請のもと，爆発的ともいえる研究の進展によって，PPA にはこれら3亜型以外にも様々なタイプが存在することも明らかにされてきている．そのなかで注目しておくべき症候群がある．それは，いわゆる「失語」の範疇ではないものであり，発語失行を初発とするもの（原発性進行性発語失行：PPAOS），発語障害とほぼ同時期から流涎・嚥下障害がみられるもの（前部弁蓋部症候群型），また語聾や聴覚失認などの中枢性聴覚障害が徐々に進行していくケースなどの報告である．こうした症候群の初期症状を見逃さず，適切な対応がなされるには，言語聴覚士の「的確な」診断があってはじめて可能となると思われる．

109

4 共生社会に向けて

「言いたいことばが出てこない」「(音量は十分なはずなのに) 聞き返しや聞き誤りが多い」といった本人や家族の話から，早期に失語などの症状を鑑別すること，そしてリハビリテーションなり方策なりを立案・開始することは言語聴覚士でこそ果たせることである．的確な診断がつかないまま，症状や事態が悪化していくことを相談もできず，言語的な援助や支援のないままに生活していくことの不安は深い．そうした事態は，言語以外の認知機能や運動機能に問題がないにもかかわらず家庭に閉じこもり，社会との接触が少なくなるという社会的孤立を招く．このような事態で生じる不利益は計り知れないものがあろう．

2024年から「共生社会の実現を推進するための認知症基本法」が施行された．その第一条では，共生社会について「認知症の人を含めた国民一人一人がその個性と能力を十分に発揮し，相互に人格と個性を尊重しつつ支え合いながら共生する活力ある社会」と定義している．こうした社会の要請にしっかりと応えられる姿勢を持ち続けたい．「共生」—そうした姿勢の大切さは，認知症等に対するものだけでないのはいうまでもないだろう．

文献

1) 藤原佳典：地域高齢者における社会的フレイルの概念と特徴〜社会的側面から見たフレイル〜．日転倒予会誌 3：11-16，2017
2) 国立長寿医療研究センター・東浦町：健康長寿教室テキスト 第2版．2020 [https://www.ncgg.go.jp/ri/news/documents/chojutext_2020.pdf (2024年9月閲覧)]
3) 吉澤浩志：認知症と認知予備能．神心理 34：142-154，2018
4) 辰巳 格：言語能力の加齢変化と脳．人工知能学会誌 21：490-498，2006
5) 「認知症疾患診療ガイドライン」作成委員会編：認知症疾患診療ガイドライン 2017．日本神経学会監，医学書院，2017
6) 厚生労働省「閉じこもり予防・支援マニュアル」分担研究班：閉じこもり予防・支援マニュアル (改定版)．2009 [https://www.mhlw.go.jp/topics/2009/05/dl/tp0501-1g.pdf (2024年9月閲覧)]
7) Gorno-Tempini ML et al：Classification of primary progressive aphasia and its variants. Neurology 76：1006-1014, 2011
8) 大槻美佳：進行性非流暢性失語の症候と経過．高次脳機能研 35：297-303，2015

(水田秀子)

コラム B-3　言語の構造―統辞法―

　人工知能（AI）ではなく人間が作り出す言語表現は単なる「要素の（左右）線型列」ではなく，全て背後に抽象的な「構造」を有している．この構造が存在しなければ，私たちは「新しい生物学の教科書」（「新しい生物学」（例えば，分子生物学）の「（古書かも知れない）教科書」なのか，それとも「（新しくはない）伝統的な生物学」の「新品の教科書」なのか）や「太郎が好きな女の子」（太郎が女の子を好きなのか，それとも女の子が太郎を好きなのか）がいま括弧内で示したように多義的であることが理解できない．なぜ同一の記号連鎖に複数の解釈が付与されるのだろうか？更に"The students who will act as controls in the experiment will be paid."から"Will the students who will act as controls in the experiment be paid?"という疑問文を正しく作り出すこともできない．なぜ最初のwillではなく2番目のwillが文頭に移動しないといけないのか？つまり人間が生物学的に持つ「言語能力（言語機能）」の中核には，語彙・辞書（lexicon）から入力となる記号を取り出し，それらを組み合わせることによって抽象的な構造を出力として作り出すシステムが存在する．このシステムのことを「syntax（統辞法，シンタクス）」と呼ぶ．統辞法によって生成される構造が感覚運動系と思考系によって「解釈」されることにより，それぞれ「音」（手話においてはサイン）と「意味」が与えられ，言語が「音と意味をつなぐシステム」として機能することになる．

　周知のように，生成される言語表現の数は原理的に無限であるから，「言語機能は構造化された言語表現の無限の配列を構築する手段を提供し，各々の表現は思考を表わす解釈（意味）を持つと同時に，何らかの感覚様式（通常は音声）を通して外在化される」という形で言語機能の特性をまとめることができる．これを「言語機能の基本特性（basic property）」という．そして，言語機能の基本特性のまさに中核にあるものが，統辞法なのである．語彙・辞書は概念体系にその基盤を持っており，思考系は言語と極めて密接に関係しているが言語そのものかどうかは（ヴィルヘルム・フォン・フンボルトの「言語＝思考」という有名なテーゼにもかかわらず）いまだ定かではない．感覚運動系は明らかに言語システム自体とは独立したシステムである．こう考えると，いくつかの独立した認知・感覚システムを結びつけて「言語能力」を成立させている決定的なシステムが統辞法であるということがわかるだろう．統辞法こそが「言語本体」であるといっても過言ではないのである．

　以上の認識をまとめると次のようになる．

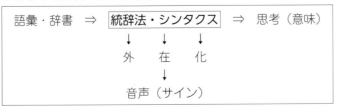

II章　ことばの成り立ちと障害─基礎編─

　上記をみると，語彙・辞書から統辞法による計算を通して思考（意味）に到る道筋はほぼ真っ直ぐであることがわかる．これは言語の本質が，記号と記号を用いた構造構築を通して「思考の言語」を作り出すことにあることを表している．この過程は純粋に脳内の計算である．対して，外在化はそのことばのとおり，脳内計算の結果を「個体外に出す」ことを意味している．上記でみられるように，このプロセスは言語にとっては副次的な過程である．事実，音声化しないでも，脳内で言語表現を生成して（独りで）思考することには何の問題もない．むしろこのほうが私たち人間にとって普通の（それに対して費やす時間もはるかに長い）行動だろう．これは言語機能の第一義的機能が思考表現であり，外在化を伴う音声（サイン）による他者とのコミュニケーションは，実は副次的機能であることを意味している．

　統辞法の研究（「統辞論」と呼ばれることがある）は，1950年代に本格化し，物理学を模した形式モデルを通して研究が進展してきたが，統辞論の仮説を実験的に検証するための関連諸分野との協働も多くなされてきている．近年ではイメージング技術の発展に伴って神経科学との共同研究（言語脳科学）も数多い．また，統辞法研究を踏まえた言語機能の発生（系統発生および個体発生）に関する探究も積み重ねられてきている．言語機能がもつ特性を物理・数学的法則から導き出そうとする大胆な試みもなされている．失語症研究などは，古くから行われている医学的研究が言語学的仮説とどのように関連するかという観点から再考されようとしている．理論的研究と実験的および臨床的考察が相互に連動しながら言語機能に関する探究が進められていく状況は，まさに科学的探究のあるべき姿を示しているといえるだろう．

（福井直樹）

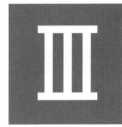

ことばの障害と
リハビリテーション
―応用編―

【Ⅲ章　ことばの障害とリハビリテーション―応用編―】

1　聞こえの障害とリハビリテーション

本項目のポイント

- ☑ 聴覚障害は，生涯にわたり発生し，言語聴覚療法の潜在的な対象として最も多い．異なる年齢層に応じた指導・支援が必要であり，言語聴覚士は多様なニーズに対応する役割を果たす．

- ☑ 聴力程度と日常生活でのコミュニケーションの困難は，一致しないことがある．聴覚障害児者には，音やことばがどのように聞こえているのか，何に困っているのか，正しく理解することが重要である．

- ☑ 補聴器や人工内耳の技術発展により，聴覚障害児者の音の聞き取りは一定程度改善されたが，完全に正常なレベルまで聞こえを改善できるわけではない．小児期には，母語の獲得を目指した言語指導，成人期以降では，新たなコミュニケーション手段の獲得を目指した指導・支援が必要となる．

- ☑ コミュニケーションの困難は，聴覚障害児者に，疎外感や劣等感を生じさせ，社会・心理的な問題をもたらす可能性がある．生涯発達の観点から，聴覚障害の影響を構造的にとらえ，単なる聞こえの問題にとどまらず，個人の人格形成，時には人生にも関与することを理解する．

- ☑ 言語聴覚士には，聴覚障害児者支援の専門家として，聞こえやコミュニケーションの問題を超えた，幅広く総合的な支援を構成する視点が求められる．

○ Key Words　小児の障害，成人の障害，コミュニケーション

1　障害の種類と性質（メカニズム）

1）発症時期と言語・コミュニケーションの多様性

聴覚障害は，小児期から成人・高齢期まで，人生のどの時期にも生じ得る．支援を要する 40 dB 以上の聴覚障害の有病率は，小児 0.7〜0.8％，成人・高齢者 7〜8％と推計され，言語聴覚療法の潜在的な対象として最も多い．大半が，身体障害者手帳を持たない軽中等度の聴覚障害児者である．

1 聞こえの障害とリハビリテーション

表1 聴覚障害の発症時期と言語・コミュニケーションモード

言語パターン			①聴覚音声法	②聴覚口話法	③日本語・手話同時法（音声主）	④キュードスピーチ	③日本語・手話同時法（手話主）	⑥手話
発症時期	小児期 言語獲得前		○	○	○	○	○	○
	成人期 言語獲得後		○	○	△			
	高齢期 加齢性		○	△				
コミュニケーションモード	受信（聞き取り）	主	聴覚	聴覚	聴覚	キューサイン	日本語対応手話 指文字	日本手話
		併用	なし	読話	日本語対応手話 指文字	聴覚	聴覚	
	発信（表出）	主	音声	音声	音声	音声	日本語対応手話 指文字	
		併用	なし	なし	日本語対応手話 指文字	キューサイン	音声	
主感覚			聴覚					視覚
文法			日本語					日本手話
社会文化			難聴者					聾者

○：該当者多い，△：該当者少ない，網掛け：該当しない．
発症時期とコミュニケーションモードの関連を示した．小児期の発症では，聴覚活用の程度や聴覚補償機器の種類によって，6つのパターンのいずれかを選択する．成人期以降の発症では，既に音声言語を獲得しているため，新たな手段の習得は限定的であり，キューサインや日本手話を用いることはない．

(文献1) より改変)

　人は，聴覚を通じて話しことばを獲得し，他者とコミュニケーションをとるため，聴覚障害児者は，発症時期や重症度によって，言語やコミュニケーションモード（方法）が個々に異なっている（**表1**)[1]．言語獲得前に発症した小児では，聴力程度がより重症であったり，聴覚を十分に活用できなかったりする場合，言語獲得のため，読話や手話等の視覚的手段の併用が必要となる．更に重度の聴覚障害者のなかには，聾者として，聞こえる者とは異なる言語（日本手話）や価値観を持ち，固有の社会文化を形成することもある．ただし，日本手話を第一言語とする聾者は，約1万人と少数である．

　このことは，聴覚障害児者は多様な集団であり，個別の支援ニーズを有することを意味する．言語獲得前の聴覚障害児は，音声言語であっても手話言語であっても言語（母語）獲得が第一の目標になる．成人期に聴力を失った場合，既に音声言語を獲得しているため，聞こえの改善や新たな視覚的手段の併用により，再びコミュニケーションがとれるようになることを目指す．高齢期の加齢性難聴では，完全に聴力を失うこ

Ⅲ章　ことばの障害とリハビリテーション─応用編─

とはないが，ことばの聞き取りが低下する．単に補聴器を処方して聞こえの改善を目指すだけでなく，ことばの聞き取りを向上させる取り組みが必要となる．

　言語聴覚士には，聴覚障害児者の多様性を十分に踏まえ，必要な支援を構成していくことが求められる．

2）障害部位と聞こえの障害

　話しことばをはじめ，人間が聞くことができる全ての音は，空気の振動である．音は，①外耳道を伝わり鼓膜を震わせ，耳小骨でテコの原理により増幅され，②蝸牛内のリンパ液を流動させ，有毛細胞を刺激することにより，電気信号に変換され，③聴神経を通じて脳に伝わっていく（Ⅰ章3（1）を参照）．聴覚障害は，音が伝わる経路のどの部位が障害されているかにより，①伝音難聴，②内耳性難聴，③後迷路性難聴に分類される．②と③を感音難聴として，1つにまとめることもある．なお，加齢性難聴は，年齢以外に原因のない感音難聴である．

　障害部位は，聴力程度の重症度や聞こえ方に関連する．伝音難聴は，聴力程度としては60 dBより重症になることはなく，補聴器による音の増幅により，聴力正常者と同程度まで聞こえを回復することができる．一方，感音難聴では，聴力程度は軽度から重度まで様々である．基本的には，聴力程度が重症化するに従って，ことばの聞き取りやコミュニケーションをとることの困難度が増す．しかし，必ずしも聴力程度とコミュニケーションの困難が一致するわけではない．

　特に有毛細胞に原因のある内耳性の難聴では，周波数選択性と時間分解能の内耳機能が障害されており，補聴器で音を増幅してもことばの聞き取りが改善しないことがある[2]．前者は異なる周波数の音の成分を区別する難しさであり，例えば，音声スペクトル的に類似した「イ」と「ウ」等は，十分に大きな音で呈示されても，同じ音として判断してしまう（**図1**）．後者は時間的な解像度の障害であり，単語や句の切れ目がわからなかったり，重なって聞こえたりするため，単語や文章を理解できなくなる（**図2**）．

　聴覚障害をオージオグラム上の音の大きさ（dB）と高さ（Hz）の2軸だけでとらえるのではなく，内耳機能障害にも着目し，その人にはことばがどのように聞こえているのか理解することが重要である．

3）心理・社会的側面への影響

　聴覚障害児者は，他者とのコミュニケーションが成立しない経験を重ねるなかで，疎外感や劣等感を繰り返し感じ，人付き合いを避けるようになる傾向にある．食卓や電車の中で会話ができないといったコミュニケーションの障害は，軽中等度の難聴であっても容易に生じるため，このことは，聴力の重症度にかかわらず普遍的な課題で

1 聞こえの障害とリハビリテーション

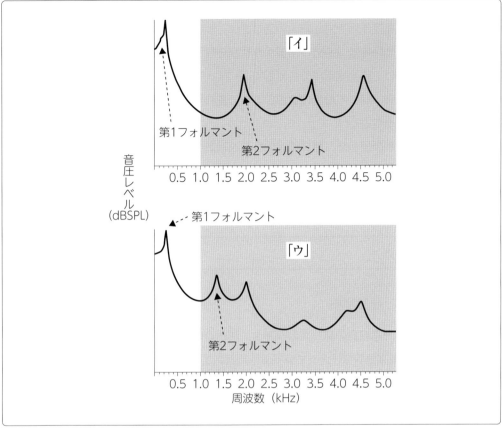

図1　母音の第2フォルマントの違い
成人男性の母音イ，ウの声道スペクトル（LPC 分析）を示した．
第1フォルマントの周波数がほぼ一致しており，1 kHz 以上（網掛け部分）が聞き取れなければ，母音の弁別が困難となる．

聴力正常者	聴覚障害者
親父が大きな目をして	親父が大きな目 をして
二階から飛び降りて	二階ら飛び降て
腰を抜かす奴があるか	腰を抜 か奴が あ るか
と言ったから，	と言 づから
次は抜かさずに飛んでみせます	次は抜さずに飛んでみ せす
と答えた．	と 答え

図2　時間分解能の障害
聴覚障害者は，語や単語の切れ目がわからなかったり，重なって聞こえることがある．

ある.

　社会的な相互作用や対人経験の乏しさは，小児期では友人関係の形成に確実に影響を与え，自我の拡散（自分が何者かがわからなくなる）をきたしやすく，思春期から青年期にかけての人格形成にも影響する．成人期では自立心と自己効力感を著しく低下させ，成熟に向けての発達課題の達成に難渋し，引きこもりや抑うつ状態を生じさせる一因ともなる.

　生涯発達の観点から，聴覚障害の影響を構造的にとらえ，それが単なる聞こえの問題を超えて，個人の心理・社会的側面，そして，人生に大きく影響することを理解する必要がある.

2　評価と介入

1）聞こえの評価と聴覚補償

　聴覚障害児者自身の聞こえの改善や，周囲の者が伝わりやすい話し方を検討するにあたり，必要な情報はオージオグラム（周波数別の聴力閾値）と語音弁別能力である.

　言語音は，複数の周波数成分とその音圧の組み合わせで構成されており，それらのパターン変化によって，異なる音節や単語が形成される．通常，母音は低い周波数帯域に，子音は高い周波数帯域に強い成分を持つ．そこで，語音弁別検査が難しい乳幼児については，オージオグラム上に語音の周波数音圧分布（スピーチバナナ）を描き，閾値を重ね描きして，聞き取ることができる語音の範囲について，一定程度，推察することができる（**図 3**）.

　補聴器や人工内耳による聞こえの改善とは，聞き取ることができる語音の範囲を広げることに他ならない．補聴器では元の閾値を半分程度まで改善できるため，個人差はあるが，聴力程度が 70〜80 dB までの難聴であれば，おおむね日常的会話音を理解できるようになる.

　一方，90 dB 以上の重度難聴については，補聴器では日常的会話音の聞き取りには限界があるため，人工内耳装用が選択される．成人例では，高度難聴（70 dB 以上 90 dB 未満）であっても，内耳機能障害により，補聴器では語音の聞き取りが十分に改善しない者も対象となる．人工内耳には外科的手術が必要であるが，元の聴力程度にかかわらず 30 dB 前後の閾値を得ることができる.

　聴覚障害児者は，補聴器や人工内耳等を装用しても，完全に正常なレベルまで聞こえが改善するわけではない．静かな部屋で 1 対 1 の会話なら成立しても，聴力正常者では問題とならない程度の雑音下やグループでの会話時に，ことばが聞き取れないことが少なくない．特に内耳機能障害のある感音難聴児者にその傾向が強く，会話時に

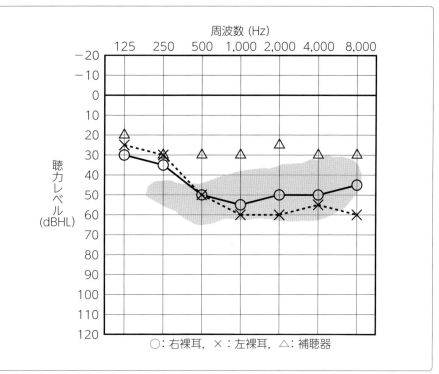

図3 スピーチバナナと可聴範囲

人は閾値よりも大きな音を聞くことができる．このオージオグラムの患者は，裸耳では125〜250 Hzで母音の一部を聞くことができるため，相手が「何かを話している」ことはわかる．しかし，スピーチバナナ（網掛け部分）の大半をピーク近くで聞いているため，「何を話している」のかは理解できない．
補聴器装用下では，おおむね全ての音声を聞き取ることができるが，一部の子音は，はっきりと聞こえない可能性がある．

は空調の下を避ける等の環境調整や，話者が一人ずつ話すことや明瞭な話し方を心掛ける等の配慮が必要となる．

更に聞こえの機能的な側面（実際の生活状況に即した聞こえの能力）は，オージオグラム上の閾値や語音明瞭度からは，わからないことが多い．後出の「きこえについての質問紙2002」等を用いて，社会生活の様々な状況で直面する聞こえやコミュニケーションの困難を質的に評価することが重要である．

2）言語発達/コミュニケーションの評価と指導

a．言語発達

言語発達の評価と指導は，基本的には言語獲得前に発症した聴覚障害児が対象となる．言語発達障害の原因は，補聴器や人工内耳を装用しても，全ての言語音を自然に聞き取ることができないことにある．

したがって，日常生活で周囲の大人が意図的に言語モデルを示さなければ，聴覚障害児は聴力正常児と同レベルのことばを身に付けられない．更に言語モデルが単純だ

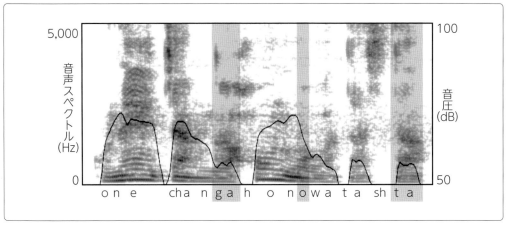

図4　助詞・助動詞の音響的な弱さ
成人男性が通常会話音圧で「お姉ちゃんが本を渡した」と発した時の音声スペクトルと音圧（線）を示した．助詞「が」「を」，助動詞「た」の音圧は相対的に低く（網掛け部分），聴覚障害児者には聞き取れない可能性がある．

と簡単な表現ばかりを覚えることになる．例えば，コップにお茶を入れる際に，大人が「ジャーして」と幼児語のモデルしか呈示しないのであれば，「入れる」という日常語や，その状態をより細かく表した「注ぐ」といった語の獲得も遅れる．

また，文中では，音響学的に助詞や助動詞等の音圧が弱くなるため，大人が意図的に文法要素を強調しなければ，聴覚障害児は相対的に音圧の高い単語のみを聞き取ることになる（**図4**）．例えば，「お姉ちゃん□本を渡した」という文は，助詞□部分が「に」，「が」，「と」のいずれになるかによって，意味が異なってくる．助詞が聞き取れないと，構文学習は単語を出現順につなぐことに留まり，統語的な発達が不十分となる．

こういった語彙の乏しさや統語能力の遅れは，聴覚障害児の言語発達の特徴として指摘されている．聴覚障害児は聴力正常児と異なり，大人が自然に話し掛けるだけでは，高度な言語発達段階に至らない．そこで，言語の各領域（**表2**）や基盤的能力の評価に基づいて，目標を定め，普段の生活のなかで繰り返し，意図的に語彙を呈示したり，助詞や語尾変化を強調して示したりすることが重要である．

更に子どもの知的能力や聞こえの重症度に応じて，手話表現や指文字等の視覚的な補助手段の使用を検討することも必要となる．

b．コミュニケーション

他者と円滑にコミュニケーションを成立させる技術の獲得は，発症時期にかかわらず重要な課題である．特に中途難聴・失聴者では，小児が言語発達の過程に併せてコミュニケーション技術を向上させる状況とは異なり，人生の途中で新たな学習が必要となる．中途難聴・失聴者におけるコミュニケーションの主要な指導課題は，読話とコミュニケーションストラテジーである．

1 聞こえの障害とリハビリテーション

表2 乳幼児期の聴覚障害児の評価

項目	内容
語彙	家庭や療育・訓練場面における子どもの発声や発話をノートに記録する．日本語マッカーサー乳幼児言語発達質問紙（8ヵ月～3歳）によるチェックも有用である．検査による評価は，3歳以上ならPVT-Rを実施するが，それより前の段階では，絵カードのポインティングを行う
統語	子どもが発した構文表現について，単語の並び順や助詞・助動詞の誤り状況に注意して，ノートに記録する．その際，構文が使用された文脈も記しておくと誤りを分析しやすく，指導目標を立てやすくなる．幼児は，未獲得の文法表現の単純模倣はできないため，模倣を促してサンプルを得ることも有効である
質問応答	2歳中頃になると簡単な受け答えに応じるようになり，2歳後半までに「なに」「どこ」「どっち」といった目の前にあるものへの質問，3歳を過ぎれば，「いつ」「どうして」「なにをした」といった目の前にないものへの質問に答え，4歳くらいで全ての疑問詞を獲得する
談話	印象の強い過去体験については，3歳頃でもお話を語ることもあるが，スムースな談話構成は4歳以降となる．時系列に順序立てられているか，話が飛躍していないか，テーマが首尾一貫しているか，「いつ」「だれが」「どこで」「なにをして」「どうなった」「どう思った」といった構成要素が含まれているか評価する
発音	全体の明瞭度は，聴覚印象に基づいて分節的側面と超分節的側面を総合的に評価する．分節的側面は，発話サンプルをIPA（国際音声字母）に転記し，誤り音を分析する．超分節的側面は，ピッチ，強さ，速度変化の正確性を評価し，母音持続を通じて呼気のコントロールを確認する
文字	動作性能力（描画，積み木構成等のことばを介さない認知能力）が4歳前後になると，カナ文字に興味を持って読み始める．音節，単語，文のレベルで見知った文字列をマーク（絵記号）として読み取り，直接意味を抽出しているのか，音節レベルで読んで理解できているのか，音読と読解のレベルを分けて評価する

PVT-R（Picture Vocabulary Test-Revised）：絵画語い発達検査

①読話

　読話（speech reading）は，聴覚障害者が話し手の音声器官の動作特徴を読み取り，発話内容を理解する手法である．日本語は15種類の口形で約110音節を調音するため，同じ口形でも異なる音が存在する．読話単独では音韻レベルの情報の一部しか得られないため，理解水準を向上させるためには，補聴器や人工内耳による聴覚活用が必要となる．したがって，読話は聴覚と視覚の情報を統合し，推察能力を最大限に高めて，話しことばの意味内容を理解するトップダウンの処理過程といえる．

　評価では，検査者が検査語を読み上げ，a：補聴器・人工内耳＋読話，b：補聴器・人工内耳単独（読話なし），c：裸耳＋読話，d：裸耳単独（読話なし）の4条件について成績を比較する．小さい声，普通の声，大きな声（例えば，50，65，80dB相当）となるよう発話音量を調整すれば，了解度曲線を描くことができる（**図5**）．

　個々の口唇や歯の運動様式と音節との関係理解は，有意味単語，句，文章において意義があり，検査語の選択が重要である．そこで，有意味単語を基本とし，必要に応

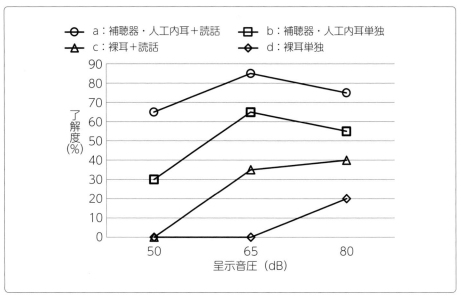

図5 聴覚活用を併用した読話成績評価例
a〜dの4条件について読話成績を比較して示した．

じて，句や文章を評価する．特に有意味3音節単語（「あたま」，「うわぎ」，「おとこ」等）は，アクセント位置による意味の違いが少なく，読話の手掛かりも多いため，検査語として適している．

②コミュニケーションストラテジー

コミュニケーションストラテジーとは，聞こえの障害によるコミュニケーションの困難を軽減するために，本人が行う各種の取り組みである．あらかじめ特定の会話情報を調べておいたり，聞こえない時に話し手に近づいたりする等，自ら行動する自助型と，口元を見せてもらえるよう頼む等，相手に対応を依頼する要請型に分かれる．

中途難聴・失聴者が新たに補聴器や人工内耳を装用する際，併せて日常生活におけるコミュニケーションストラテジーを評価し（**表3**），指導を構成する．指導の目標は，生活における聞こえの問題を特定し，軽減する方法を考え，具体的な対応技術を身に付けることである[3]．また，他者とのコミュニケーションの成立を経験することで，自信を持つことも大切である．

特に要請型コミュニケーションストラテジーは，聴覚障害の開示を前提としており，訓練指導には障害を受け入れ，前向きに生きるためのアサーティブ（assertive；他者を尊重しつつも，毅然と自己主張する）な態度の向上も含まれる．家庭内で円滑なコミュニケーションを図るため，配偶者等のコミュニケーションパートナーの訓練参加も推奨される．

表3 コミュニケーションストラテジーの評価

会話の内容が理解できない場合の対処法をチェックする

自助型：
　　特定の会話に関する話題について，あらかじめ調べておく
　　騒がしい場所（空調の下等）を避ける
　　話し手に近づく
　　オープンクエスチョンではなく，「〜か，〜かどちらか」等の択一形式の質問をする
　　会議等では，話の流れを把握しやすい最適な位置に座る
　　その他（　　　　　　　　　　　　　　　　　　　　　　　）

要請型：
　　「もう一回お願い」と発言を繰り返すように頼む
　　口元を見せて話すように頼む
　　大きな声で話してもらうように頼む
　　ゆっくりと話してもらうように頼む
　　短い文で話してもらうように頼む
　　発話内容を文字で書いてもらうように頼む
　　集団ではなく，1対1で話してもらえるか確認する
　　電話ではなく，メール等でやり取りができるか確認する
　　ノートテイカー等が同席してよいか確認する
　　自分が聞き取った内容が正しいのか相手に確認する
　　話し手が何について話をしているのか周囲の人に確認する
　　その他（　　　　　　　　　　　　　　　　　　　　　　　）

3）心理・社会的側面の評価と支援

　　障害受容について，従来のモデルは，ショック，否認，悲しみ，怒り，適応，再起の段階を直線的に経ると仮定していた．しかし，近年では，このプロセスは，個人によって異なり，更に生涯発達の各段階で行ったり来たりして繰り返される，循環モデルとして考えられている（**図6**）[4]．聴覚障害児者の心理・社会的側面についても，このことを踏まえた取り組みが求められる．

　　評価にあたっては，当事者の気持ちや思いを丁寧に聞くことが大切であるが，質問紙評価法（自己評価スケール）は，聞こえないことへの不安や緊張に関する質問項目が整理されており，取りこぼしなく評価できる．主なものとして，「きこえについての質問紙2002」，「聴覚障害者の聞こえと生活機能に関わる社会心理的尺度；HDHS改訂版」，「加齢性/成人難聴の不自由さを測定するアンケート；日本語版HHIE/HHIA」等がある．これらの質問紙は，成人を対象としているが，項目の一部は，小児にも援用できる．

　　聴覚障害児者がアサーティブな態度を身に付け，聴覚障害とともに豊かに生活するためには，専門家の関わりだけでは十分ではなく，同じ障害を持つ者との交流が重要となる．小児期では，思春期〜青年期の聴覚障害者との出会いにより，将来の成長モ

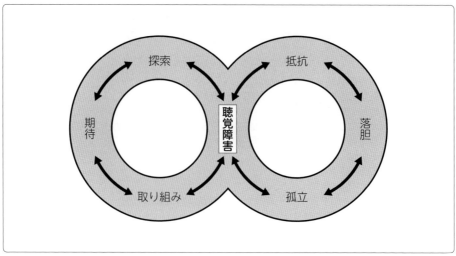

図6　聴覚障害の障害受容の循環モデル

(文献 4) より改変)

デルを得ることができる．成人期では，地域の手話サークルや要約筆記グループへの参加により，フラストレーションを共有し，不安や孤独を和らげるだけでなく，社会参加への意欲を高めることができる．

　言語聴覚士には，聴覚障害児者支援の専門家として，同じ障害を持つ者と交流できる場を設定する等，聞こえやコミュニケーションを超えた幅広い支援を構成する視点が求められる．

3　近年の臨床・研究の動向と今後の展望

1) 小児領域

　聴覚障害児の音声言語獲得には，子どもの聴力程度や基礎的な知的能力，十分な聴覚補償と言語指導に加え，早期介入が重要な要素となる．20世紀の後半，自治体や医療機関が様々な早期発見の取り組みを行ってきたが，現在では，産科医療機関での新生児聴覚スクリーニングの普及により，ほとんどの聴覚障害児が0歳代で発見されるようになった．

　そこで，生後6ヵ月の早期に補聴器を装用して，専門的療育を開始し，聴力程度が重度であれば1歳を過ぎて人工内耳手術を受けるという，1-3-6ルール（生後1ヵ月：聴覚スクリーニング，3ヵ月：確定診断，6ヵ月：介入開始）に沿った超早期からの聞こえとことばのハビリテーションが実現した．

　現在，人工内耳装用は，重度の聴覚障害児の聴力改善の選択肢の一つとなり，個人

差はあるものの，良好な語音聴取を可能とし，年齢相応の音声言語の獲得も不可能ではなくなった．しかし，人工内耳のマッピング（聴神経を刺激する電流の大きさと時間の設定）の手法は，医療機関によってばらつきがあり，標準化されておらず，更に完成したマップの特徴と語音聴取能との関連も十分に解明されていない．今後，人工内耳装用下の聞こえの状態について詳細に分析し，マッピングと聴覚ハビリテーションの標準的手法を確立していく必要がある．

言語指導では，他者とのコミュニケーションが生じる文脈を用いて，大人が言語表現をモデルとして示す手法（母親法）が基本である．着替えや食事といった日常生活で繰り返される活動は，良質な言語学習の機会となる．言語聴覚士の専門性の一つは，家庭における日々の活動が豊かな学習経験の場となるように，養育者を支援することである．

しかし，言語指導の射程は，語彙の拡大と格助詞に着目した構文発達に留まっており，幼児期後期から学童期に獲得が必要な言語課題については，十分に構成されているとは言えない．社会的表示規則（社会・文化に応じた感情表現），比喩や暗喩表現，首尾一貫した談話構成等の高次の言語発達段階について，聞こえの障害が及ぼす機序の解明と，指導法の開発が求められている．

2) 成人領域

言語聴覚士は，本人のニーズに沿った意味のあるゴールを設定し，その実現に向けて，実施可能なプログラムを構成する．リハビリテーション計画は，聴覚障害者の多様性や障害受容の循環的なプロセスを反映し，ニーズに合わせて，最適になるよう内容が調整される．

臨床の流れは，アセスメントとリハビリテーションの実施に分かれる．前者は，関連情報の収集，評価（聴覚，言語，コミュニケーション，心理・社会），計画立案，後者は，補聴器や人工内耳の調整，指導（聴能，コミュニケーション），社会参加支援で構成される．

近年では，補聴器や人工内耳等の聴覚補償機器が発展しており，中途で聴力を失っても，聞こえを改善し，必要に応じて読話等の視覚的手段を併用し，社会復帰を実現する者も少なくない．無線式の補聴援助システムや音声を文字化するシステムも普及してきた．

しかし，補聴器や人工内耳は，正常な聞こえを完全に回復するものではなく，多くの聴覚障害者は，コミュニケーション上の困難を抱えながら社会生活を送っている．聴能訓練やコミュニケーション訓練に加えて，社会・心理的な支援を構成する包括的なリハビリテーションプログラムの開発が求められている．

Ⅲ章 ことばの障害とリハビリテーション─応用編─

4 印象に残る患者さん

　1990 年代の後半，3 歳 5 ヵ月の女の子が，当時，筆者の勤めていた療育センターの診療所を受診した．オーバーオールのポケットに両手を入れて，くりくりとした瞳で黙ってこちらを見つめる姿が印象的だった．

　母親の主訴は，声を掛けると振り向くがほとんどことばを発しないとのことだった．筆者が聴力検査をした結果，1,000 Hz 以上の音が聞こえない高音急墜型の難聴ということがわかった（**図 7**）．低い周波数に聴力が残っていたため，環境音に振り向いていたのだ．主治医と相談し，彼女に重度聴覚障害（3 級）の身体障害者手帳を取得してもらい，補聴器を装用しての言語訓練を開始した．新生児聴覚スクリーニングが普及していなかった当時としても，聴力程度を考えれば，訓練開始は遅かった．

　筆者が担当となり，センター内の難聴幼児通園施設（現児童発達支援センター）で療育を開始した頃，彼女は「せんせい」，「おかあさん」といくつかの音声模倣はするが，意味のある自発語は少なく，ほとんど喋らなかった．音声で理解できるのは，大好きな「ぶどう」等，特定の単語のみであった．大人しくて，引っ込み思案な性格だったが，目で見て物事を理解する力は高く，通園施設の遠足で水族館に遊びに行った後は，「えび」，「いるか」等の自作の手話表現を使って感動を伝えていた．

　それから，3 年間，筆者は，母親と二人三脚で彼女にことばを教えていった．「ことばを教える」というと，双方向のコミュニケーションを基盤とした言語学習のあり方としては，相応しくないような印象を受けるが，ことばの聞き取りも決して良好ではなかったため，最初のうちは，それこそ一つずつ単語を彫刻刀で板に彫るようにして伝えていった．

　週 3 回の指導を半年続けた頃，片言でのやり取りができるようになると，本人や母親が家庭で描いた絵に基づいて，体験した内容について，繰り返し会話を重ねた．療育中に，筆者や他の職員がポラロイドカメラで撮った写真を使うこともあった．これは，いわば彼女の頭の中の言語化されていないイメージを全て音声言語に置き換えていく作業であった．

　年中からは，地元の幼稚園との並行通園を開始したため，難聴幼児通園施設の終日登園は週 1 回となったが，幼稚園が終わった後に個別指導にのみセンターに来てもらったりして，週 2〜3 回の指導を確保した．また，幼稚園の先生にも彼女の言語能力と適切な声掛けの方法を伝え，可能な限りの対応をお願いした．先生方の配慮もあり，幼稚園では，仲の良い友達もできて，楽しい生活を送ることができたようだった．

　年長の秋頃には彼女は，おおむね日常会話レベルの音声言語能力を獲得し，友達と手紙のやり取りをする程度の読み書きができるようになった．就学先をどうするのか，地元の小学校か聾学校（現聴覚特別支援学校）か悩んだが，言語理解が 1 年程度

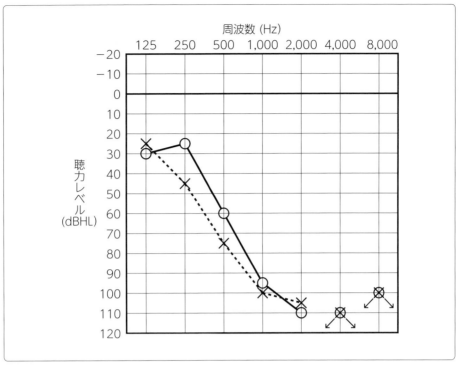

図7　症例のオージオグラム
125〜250 Hz に残聴があるため，裸耳でも環境音への振り向きは可能であるが，ことばの聞き分けは困難である．

遅れていたこともあり，最終的には聾学校に入学した．就学後も低学年の間は，センターの診療所で定期的に聴力検査や補聴器の調整を行っていたが，高学年になって家族と他市へ引っ越したため，彼女と会うことはなくなった．

　それから，20 年以上経って，筆者が大学で教えるようになった頃，彼女と母親からメールをもらった．長らく連絡していなかったので驚いたが，大学のホームページで筆者のメールアドレスを知ったとのことだった．メールにはビデオレターが添付されており，立派な女性に成長した彼女が，明瞭な音声と日本語対応手話で，筆者との思い出や近況を話してくれた．そして，最後に，「ことばを知らなかった私に，補聴器を付けて，ことばを教えてくれてありがとう」と伝えてくれた．

文献

1) 広田栄子：聴覚障害児における早期からの聴覚口話法による言語指導の実際とその成果．音声言語医 34：264-272，1993
2) Dillon H：1.1 Problems faced by people with hearing impairment. Hearing Aids second edition. 33-47, 2012
3) Tye-Murray N：CHAPTER 10 Adults. Foundations of Aural Rehabilitation 5th ed. Plural Publishing, 276-319, 2018
4) Martin K et al：Navigating the emotional impact of diagnosis. Volta Voices 18：14-16, 2011

〈大原重洋〉

コラム C-1　これからの言語聴覚障害学─聴覚障害─

● 高齢者の保健衛生の課題としての難聴支援

わが国では世界に先駆けて超高齢社会を迎え，高齢化による認知症の発症は世界人口で今後30年間に1億5,000万人以上になると推計されている[1]．有効な投薬や治療法はいまだ開発されていないことから，世界保健機関（WHO）は発症リスクに関わる因子の特定に焦点をあてた英国のランセット認知症委員会の報告を引用している[2]．研究では認知症を発症した方のライフステージでの属性や習慣について，後方視的に調査（小児期では就学年数，中年期では喫煙や難聴罹患など）し，重回帰分析を用いて認知症発症に有意と認められた変数（加齢，遺伝性因子，糖尿病，喫煙，難聴など）を検討した．これらを加算すると説明率は35％になるが，そのうち難聴が9％を占めた．このことから，WHOは難聴はライフステージでの適切な対応で発症を防ぐことが可能な認知症予防の因子の一つであり，高齢者の保健衛生の課題として政策にとり入れることを推奨している．

また，加齢による難聴では聞こえが徐々に低下するが，当事者の自覚は乏しく，補聴器装用に至る割合は少ない（15.2％）[3]．若年期に難聴を発症し，加齢に伴い高度難聴になったり，片側難聴で反対側に突然難聴を発症して両側難聴に至る場合もある．難聴により日常会話や社会活動が制約されると，家族や地域社会からの孤立やうつ症状を誘発するなど深刻な事態が生じる．円滑な会話や必要な情報の入手を妨げ，社会参加に支障をきたす要因にもなる．そこで失語症などの高齢者領域でも，早期に対象者の難聴を発見して補聴器を適用し，対人関係の回復を検討するなど，聴覚ケアに関する専門性の拡充が求められている．

● 難聴乳幼児と家族支援

新生児聴覚スクリーニング検査（Newborn Hearing Screening program：NHS）導入から20年を経過して全国普及は95％を超え，地域格差があるものの早期発見・早期療育の地域体制化が進められている．しかし，乳児では中耳貯留液の残存による閾値の上昇や，シナプス髄鞘化の遅れによりABR（聴性脳幹反応）/ASSR（聴性定常反応）検査で潜時延長を示す事例もあり，早期の難聴診断には新たな課題となっている．耳鼻科医の診察と他覚的聴力検査，行動観察による精緻な聴覚診断が必要とされている．

また，乳児期の難聴診断では多くの家族は誕生の喜びに浸る間もなく対応に心を痛め，育児行動に支障をきたすこともある．診断時には聞こえの障害の状況や発達への影響，成長の見通しなどについて，また，難聴児指導では，聴覚・音声や手話などあらゆる言語の自由な選択[4]について説明し，家族中心の早期介入（family-centered early intervention：FCEI）が必要になる．

コラム C-1 これからの言語聴覚障害学─聴覚障害─

難聴児者の生活機能（国際生活機能分類（International Classification of Functioning, Disability and Health：ICF））[5]について，ライフコースでの充実をめざし，明日のリハビリテーション臨床と研究の発展が期待される．

📖文献

1) Livingston G et al：Dementia prevention, intervention, and care：2020 report of the Lancet Commission. Lancet 396：413-446, 2020
2) Livingston G et al：Dementia prevention, intervention, and care. Lancet 390：2673-2734, 2017
3) 日本補聴器工業会：Japan Trak 2022 調査報告［https://hochouki.com/files/2023_JAPAN_Trak_2022_report.pdf（2024 年 12 月閲覧）］
4) 廣田栄子編著：特別支援教育・療育における聴覚障害のある子どもの理解と支援. 学苑社，2021
5) WHO：International Classification of Functioning, Disability and Health（ICF），2011 ［https://www.who.int/standards/classifications/international-classification-of-functioning-disability-and-health（2025 年 1 月閲覧）］

（廣田栄子）

【Ⅲ章　ことばの障害とリハビリテーション─応用編─】

2 話すことの障害とリハビリテーション

本項目のポイント

☑ 話すことの障害には，音声障害，構音障害，吃音等があり，その原因には，器質性や神経原性，心因性，機能性（発達性）等がある．

☑ 評価は，国際生活機能分類（ICF）の枠組みに沿って行い，障害の種類や重症度，関連する障害の有無を把握する．

☑ 音声障害の介入には，外科的治療，薬物治療，音声治療がある．言語聴覚士が介入するのは 3 つ目の音声治療で，声の衛生指導や症状対処的訓練等からなる．

☑ 機能性（発達性）構音障害については，音韻障害としての評価を行い，介入することの効果の高さについて，更なる臨床研究の成果が待たれる．

☑ 吃音の評価や介入では，発話流暢性の問題だけでなく，感情や環境，言語能力や社会性，生理学的な問題との関連についても考慮する．

○ Key Words　成人と小児の音声障害，構音障害，吃音

---

1 障害の種類と性質（メカニズム）

1）話すことの障害とは

　　表出言語と受容言語に加え，発声や共鳴，構音，流暢さ，韻律は，人間の音声生成の要素である．これらが障害されると，自分の考えや感情を人に伝えることが難しくなり，コミュニケーション能力に影響を及ぼす可能性がある．話すことの障害は，日常のコミュニケーション活動に参加する能力に影響を及ぼし，その後，二次的に身体的・精神的な健康全般に影響を及ぼす場合もある．

　　話すことの障害の原因には，筋力低下，脳損傷，変性疾患，口蓋裂，難聴等の構造的な器質的異常や神経学的異常がある．しかし，心因性音声障害や，言語発達期に明らかな器質的または神経学的異常が認められない機能性（発達性）構音障害もある．

2 話すことの障害とリハビリテーション

表1　音声障害の分類

1. 器質的音声障害	
声帯ポリープ 声帯結節 ポリープ様声帯 声帯囊胞 喉頭肉芽腫 喉頭癌 喉頭白板症 喉頭乳頭腫 急性喉頭炎 慢性喉頭炎	喉頭結核 喉頭麻痺 披裂軟骨脱臼症 老人性喉頭 喉頭軟弱症 猫なき症候群 喉頭外傷 ホルモン音声障害 内分泌異常に伴う音声障害
2. 機能的音声障害	
心因性失声症 変声障害 機能性仮声帯発声	過緊張性発声障害 低緊張性発声障害 機能性ピッチ障害
3. 神経学的音声障害	
喉頭麻痺（片側・両側） 神経変性疾患に伴う音声障害 脳血管障害に伴う音声障害	痙攣性発声障害 本態性音声振戦症
4. その他	
歌声障害	性同一性障害による音声障害

（文献 2）より改変）

2）音声障害とは

a. 音声障害の概要

　音声障害とは，発声機能に障害が生じ，声帯の振動に異常が生じることで思い通りの声が出なくなるものである．患者の主訴は，「声が嗄れる」，「声が詰まる」，「声が震える」，「大きな声が出ない」等がある[1]．

b. 音声障害の分類

　音声障害は，器質的音声障害，機能的音声障害および神経学的音声障害に大別される（**表1**）[2]．

　器質的音声障害とは，喉頭の病変や炎症，形態異常，または運動障害（声帯閉鎖困難）等によって音声に異常が生じる状態を指す．疾患としては，声帯酷使によって声帯に血腫が形成される声帯ポリープ，慢性的な声帯酷使によって声帯粘膜が隆起する声帯結節，喉頭から発生する上皮性悪性腫瘍である喉頭癌，ウイルス感染により声帯の粘膜や粘膜下組織に炎症が生じる急性声帯炎等がある．

131

Ⅲ章　ことばの障害とリハビリテーション—応用編—

　　機能的音声障害とは，声帯を含む発声器官に器質的な異常が認められないものの音声に障害が認められるものを指す．機能的音声障害の疾患単位は器質的音声障害ほど明確ではない．筋緊張性音声障害は，一般的に高い発声要求に応じて発症する．心因性音声障害は，転換反応性失声症として，あるいは思春期および成人男性に認められる思春期失声症として起こることがある．

　　神経学的音声障害とは，神経学的異常によって麻痺，振戦，痙攣等が生じ，音声に異常が認められる状態を指す．声帯の筋肉の弱さや，声を制御する能力を損なうような潜在的な神経学的状態によって引き起こされる．パーキンソン病，筋萎縮性側索硬化症（ALS），重症筋無力症，多発性硬化症によるもの等が含まれる．また，脳卒中によって神経系が損傷を受け，発話の機能不全を引き起こすこともある．

3）構音障害とは

a．構音障害の概要

　　構音障害とは，発語時に必要な動作の強さ，速さ，範囲，安定性，調子，正確さの異常等により正常な音韻・韻律の実現に問題をきたす状態である．明らかな原因が特定できず言語発達期における構音運動の誤学習と考えられている機能性（発達性）構音障害，解剖学的異常による狭義の器質性構音障害，神経系の機能低下による運動障害性構音障害（ディサースリア）がある（**図1**）[3]．構音の誤りには，音節の子音部分が他の子音として聴取される「置換」，音節の子音部分が脱落して母音に聞こえる「省略」，そして省略にも置換にも分類されない誤りで，患者が話す言語の音韻体系にはない音に聴取される「歪み」がある．

b．構音障害の分類（**図1**）[3]

　　機能性構音障害は，聴覚や発語器官等に明らかな器質的疾患がなく，原因が特定できず，構音の習得過程において，何らかの理由で誤った構音が固定化したと考えられるものである．その原因は特定できないものの，語音弁別能力や口腔運動能力，音韻意識，環境要因等が関連すると考えられる．構音の誤りは，患者によってその種類や重症度は異なるが，置換，省略，歪みのいずれかまたは全部が観察される可能性がある．

　　器質性構音障害は，発語器官の形態や機能の異常が原因とされる構音障害である．器質性構音障害には，神経学的疾患による運動障害性/神経原性の障害（ディサースリア等），形態的・構造上の異常（口唇口蓋裂，その他の構造上の欠損や異常等），感覚性/知覚性の障害（聴覚障害等）に起因するものが含まれる．

　　運動障害性構音障害は，発話に関連した運動を制御する神経や筋肉の異常が原因で発症する構音障害であり，脳血管障害や脳腫瘍，脳外傷，神経変性疾患等によって発症する．

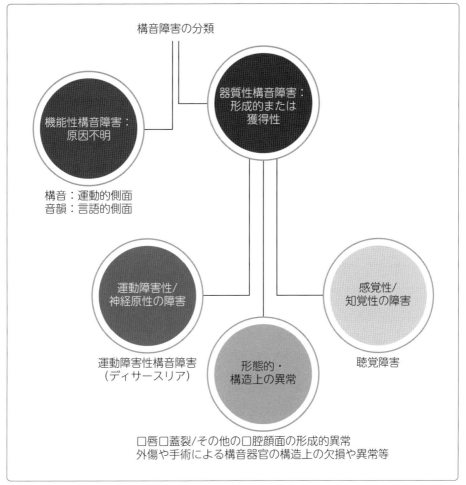

図 1　構音障害の下位項目
ASHA Website では，Speech Sound Disorders（語音症/語音障害）として分類を提示し，そのなかに発語失行を含んでいるが，本書ではこの分類から発語失行を除き，「構音障害」と訳した．

(文献 3) より改変)

4) 吃音とは

　吃音とは，音や音節の繰り返し，引き伸ばしおよび発話の阻止（ブロック）といった発話の流暢性を阻害する症状（中核症状）を有する障害である．患者は，自身が言いたいことはわかっているが，正常な発話を流暢に作り出すことに困難がある．人種や言語，地域に関係なく人口の約 1％に認められ，全年齢層に影響を及ぼす．吃音は 2～6 歳の小児に多くみられ，男児は女児よりも 2～3 倍吃音になりやすく，年齢が上がるにつれて男女差が大きくなる．学齢期以前の小児の場合，約 75％が自然治癒するが，残りの 25％は，その後も吃音症状を示し続ける可能性がある．

　吃音には，3 歳前後を第 1 次ピーク，5～6 歳頃を第 2 次ピークとして発症する発達性吃音と，言語発達期後に発症する獲得性吃音に大別される．後者には，脳血管障

害，脳外傷，脳腫瘍等，中枢神経に何らかの異常が起きて発症する神経原性吃音や，急激な極度の心理的トラウマや長期間にわたるストレスによって発症する心因性吃音が含まれる．

　吃音は重症化（進展）すると，目の瞬きや唇の震え，力み等の吃音の二次症状（随伴症状）を伴う．二次症状は，回避行動と逃避行動に大別される．回避行動とは，あらかじめ吃音症状の出現を避けようとする学習された行動のことを指し，吃ることの予期や吃った時の否定的な体験を思い出す等によって学習される．回避行動には，語の言い換えにより特定の吃りやすい語の発話を避ける「語の回避」や，答えを知らないふりをする等，苦手場面での発話を避ける「場面の回避」がある．一方，逃避行動とは，吃音症状が出現した直後に，その状態から抜け出そうとして行う学習された行動のことであり，随伴症状の多くがこの一部である．

　吃音の症状は1日のなかで大きく変動する（変動性/波）ことがあり，通常，集団の前で話すと吃音が重症化するが，歌ったり他人と声を合わせて話したりすると，一時的に吃音が軽減することがある．神経原性吃音の場合，中枢神経系の異常のため，こうした変動性が認められにくく，適応効果も認められない．患者本人にも吃音を積極的に逃避または回避しようとする行動はあまり認められない．心因性吃音については，本人が吃音を逃避，回避しようとする行動が認められ，吃音が進展し，心因が除去されても吃音症状が残ることがある．

2　評価と介入

1）話すことの障害に対する評価のあり方

　言語聴覚士は，国際生活機能分類（International Classification of Functioning, Disability and Health：ICF）の枠組みに沿って包括的な評価を行う．そのうえで，話すことの障害の種類や重症度，関連する障害や困難の有無を把握するために，様々な尺度や検査を用いる．その際，患者が使用する言語や方言を考慮しつつ，話すことの障害の評価に関する最新の研究と最善の臨床方法を参考に，評価や介入のあり方を検討する．特に近年は日本語を母語としない患者に対する介入の機会も増えており，こうした人たちに対する適切な評価・介入をする際は，その人たちの言語的・文化的背景についても考慮する必要がある．

2）話すことの障害に共通して実施する評価

a．ケースヒストリー

　ケースヒストリーとは，患者の発達や健康，生活の背景を，時間の経過に沿って記

録したものである．これには，患者の発語に関する家族の懸念，初語や言語発達の様子，話すことの障害に関連する先天的/後天的な要因，使用言語，言語障害（読み書きを含む）の本人・家族歴，患者の発話異常に対する家族等の認識，話すことの障害が与える活動制限や参加制約の程度等の情報が含まれる．

b. 口腔機構検査

口腔機構検査では，発声機構の構造と機能を評価する．この評価には通常，咬合と歯の偏位，硬口蓋および軟口蓋の構造，口唇・顎・舌・口蓋の機能（強さと可動域）が含まれる．

c. 聴力検査

話すことの障害がある場合は，聴力の評価も必要である．

3) 音声障害の評価

音声障害の評価には，生理学的手法，音響学的手法，心理学的アプローチがある．実際の臨床ではこれらの複数の検査を組み合わせ，多次元的に評価する．

小川[1]の多面的・包括的な音声障害の評価法では，生理学的検査（喉頭鏡による喉頭の観察等），空気力学的検査，音響分析，心理学的検査が行われる．最後の心理学的検査は以下のものからなる．

a. 聴覚印象（GRBAS 尺度）

患者に/i：/，/e：/，/a：/，/o：/，/u：/の持続母音を発声させ，Grade（総合評価），Rough（粗糙性），Breathy（気息性），Asthenic（無力性），Strained（努力性）の各項目を 0 点（正常）から 3 点（重度異常）までの 4 段階で評価する[4]．

b. 自覚的検査

患者自身が抱える声の問題による自覚度や困りごとを伺う．

4) 音声障害に対する介入

音声障害の治療には大別して，外科的治療，薬物治療，音声治療がある．言語聴覚士が主に関わるのは音声治療である．音声治療には，声の衛生指導と音声訓練がある．声の衛生指導は，発声様式を改善することが直接の目的ではなく，患者が発声のメカニズムについて理解を深め，質的・量的に問題のある発声習慣を自覚し，改善することが目的である．心因性の機能性音声障害の場合には，カウンセリングも行われることがある．音声訓練では，患者に様々な発声を誘導することで，発声器官の誤用を是正し，声の問題を改善させる．音声訓練には，症状対処的訓練法と包括的訓練法がある．症状対処的訓練法は，声質や声の高さ，強さ等の音声症状自体を改善する方法の総称であり，聴覚心理的な異常が認められる音声障害患者に適用される．一方，包括的訓練法は，呼吸・発声・共鳴といった総合的に音声を作り出す過程の調節能力を高

め，音声の異常の改善を目指す方法であり，全ての音声障害患者に適用される．

5）構音障害の評価

ここでは機能性（発達性）構音障害に対する評価法の概要を紹介する．

a．スクリーニング

構音障害の疑いがある場合，言語能力を包括的かつ短時間で評価するためのスクリーニングが行われる．異常が認められた場合は以下が行われる．

b．包括的な評価

小児の構音の獲得は発達の過程であり，一般的には6〜7歳頃に正音が獲得される．しかし，この時期までには定型発達児であっても構音発達の途上で認められる典型的な誤り（**表2**）がある[5]．構音障害の包括的な評価では，話しことばや書きことばの能力の評価も行うことがある．その理由は，単語，文節，文，文章，会話と難易度が高まるにつれて構音の誤りが顕著になり，書きことばにも影響を及ぼす可能性があるためである．加えて，言語的/非言語的コミュニケーションにおける異常，発音器官をはじめとする身体の構造や機能の異常，発達障害や知的障害等の併存する障害の有無やその重症度を評価したり，患者が示すコミュニケーションの障害が患者と家族の生活にどの程度影響を及ぼしているかを把握することも重要である．

c．構音の評価

構音評価は評価尺度とその他のサンプリング方法の双方を使用する．「新版 構音検査」[6]の単語検査では，誤り音を特定し，ターゲットとする誤り音が語内位置のどこに含まれるか等を把握することができるが，単語検査では認められない誤り音が連結構音において出現することもある．様々な会話場面を録画し，連結構音における音の産生に関する実態を把握する．

d．重症度評価

重症度とは，構音障害が患者のコミュニケーションに与える影響の度合いを示す定量的・定性的な評価である．発話に占める誤りの量および置換・省略・歪みの種別を測定する．

e．被刺激性検査

被刺激性とは，言語聴覚士が模範を示した時に，患者がそれをどの程度正確に模倣できるかのことである．「新版 構音検査」[6]の音検査がこれに該当する．

f．音声知覚検査

音声間の違い（標準的な発音と本人の発音の違い，音声学的類似の2音の違い）を知覚する能力についても評価する．

2 話すことの障害とリハビリテーション

表2 構音発達の途上で認められる構音の誤り例および観察の観点

音	誤り方	構音操作の視点
s	t, tɕ, ɕへの置換	舌が平らになっているか 舌先を使用しているか 呼気が正中から出ているか
ts	t, tɕへの置換	舌が平らになっているか 舌先を使用しているか 呼気が正中から出ているか
dz	d, dʑへの置換	舌が平らになっているか 舌先を使用しているか 呼気が正中から出ているか
ɕ	tɕへの置換	前舌が挙上しているか 前舌が硬口蓋に接触していないか
r	d, j, wへの置換	舌先の挙上・反転があるか 舌先のはじきがあるか
k	t, tɕへの置換	奥舌が挙上しているか
g	d, dʑへの置換	奥舌が挙上しているか
h, ç, ɸ	省略	摩擦音を出すための呼気が十分に出ているか

（文献5）より改変）

6）構音障害に対する介入

a. 機能性（発達性）構音障害に対する介入の概要

構音障害の介入では，一般的に①確立：目標音を構音し，自発的なレベルでの正音産生を安定させる，②般化：難易度の高いレベル（音節，単語，文節，文，会話等）での正音産生を促す，③維持：目標音の構音を安定させ，より自動的に構音できるようにする，の3つのステップを踏む．

特に小児の場合，定型発達児における構音の獲得順序を考慮し，かつ患者（患児）の発達段階に応じた誤り音を介入のターゲットとして選択する必要がある．ターゲットとする誤り音については，通常，単音→単語→文章→会話での練習へと順に進める．

b. 発語器官の運動機能の向上

構音障害のなかには，構音器官の運動機能が不十分なために起こるものがある．こうした患者に対しては，構音器官の正しい運動を指導する必要がある．

c. 音への聴覚的認知力の向上

患者のなかには，正音と自分の誤り音との弁別ができなかったり，音と音の比較や照合ができにくい者が少なくない．このような患者に対しては，聴覚的なフィードバック力を高めるための介入が必要である．

Ⅲ章　ことばの障害とリハビリテーション─応用編─

d．構音の指導

　誤った構音運動を覚えていたり，正確な構音運動を知らなかったりする患者に対しては，正音産生を促すための介入が必要である．漸次接近法，構音位置づけ法，うがいなど，正音産生を導く別目的の運動を用いる方法，聴覚刺激法，キーワード法，母音変換法などの技法があるが，詳細は成書を参照いただきたい．

7）吃音の評価

a．吃音の評価の概要

　吃音の評価において留意すべきことは，吃音の発話症状だけでなく，吃音の発症や進展，吃音による患者の生活上の困難等，様々な要因を多面的かつ包括的に評価することである．その理由として，吃音には発達性吃音や獲得性吃音，発達障害や構音障害等，他の障害との併存等，複数のサブタイプが存在すること，ICF の普及に伴い，吃音を発話症状や個人・環境因子，健康状態，活動・参加の状況等も含めて把握することの重要性が認識されるようになったこと，治療の幅が広がり，流暢性形成法や吃音緩和法，統合法，認知行動療法等が適用されるようになったこと等が挙げられる[7]．

b．吃音の多面的・包括的評価

　例えば，ICF に基づく学齢期吃音の指導・支援プログラムでは，患者のニーズ，吃音症状，言語・認知・運動発達状況，環境等を評価する．一方，CALMS モデルに基づく評価尺度（**図 2**）[8]では，吃音に影響を及ぼす要因を，①患者自身の吃音についての知識や認識（知識・認知面：Cognitive），②吃音に対する感情や態度（心理・感情面：Affective），③全般的な言語能力（言語面：Linguistic），④発話時の感覚運動制御（口腔運動能力：Motor），⑤会話をする場面や状況，聞き手のタイプによる影響等といった社会性（社会性・社交性：Social）の計 5 つにまとめ，最終的に 5 段階（1＝正常，2＝境界，3＝軽症，4＝中等度，5＝重症）で重症度を評価する．

c．吃音症状の評価

　吃音症状を評価するには，「吃音検査法（第 2 版）」[9]を使用し，中核症状や随伴症状の出現頻度を確認する．この検査は 2 歳から成人までが対象となっており，絵の呼称や絵・連続絵の説明，音読（学齢期以降），モノローグ（高学年以降），自由会話等，様々な発話課題が設定されており，中核症状のタイプや随伴症状，吃音症状の持続時間を分析・計測し，重症度を評価する．

d．吃音や発話コミュニケーションに対する態度の評価

　コミュニケーションに対する態度面や感情面の評価も重要である．これにより，患者の発話に対する意欲や吃音に対する思い，不安の程度等を把握することが可能となる[10]．

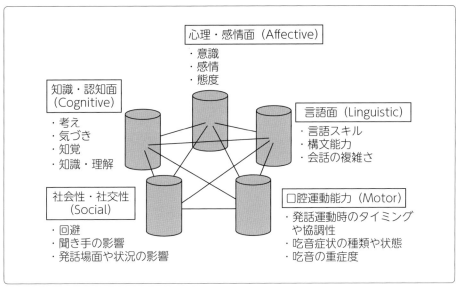

図2 CALMS モデルの概要

(文献8) より)

8) 吃音に対する介入

a. 吃音に対する介入の概要

　吃音を構成している要因は，個々によって異なる可能性が高い．そのため吃音症状に加え，吃音の問題を構成する様々な要素を探り，包括的・多面的に把握し，介入方針を決定することで，吃音問題の本質に迫ることが可能になる．多面的・包括的介入では，①吃音に対する正しい知識や認識を深める，②吃音を探求する，③全般的なコミュニケーションスキルを上達させる，④吃音に対する肯定的な態度や感情を育てる，⑤不必要な努力やエネルギーを必要としない吃音へ変化させる，⑥自己肯定感や自信を高め，苦手な場面・状況でも積極的にコミュニケーションを図れるよう耐性をつける等に主眼が置かれている．

b. 直接法

　直接法は，吃音の中核症状や二次的行動に直接介入するアプローチであり，主に吃音緩和法，流暢性形成法，統合的アプローチがある．吃音緩和法と流暢性形成法の詳細は**表3**[11)]を参照されたい．吃音緩和法と流暢性形成法は，臨床対象となる発話行動においては，双方とも流暢な発話を目指しているが，吃音緩和法では吃音の瞬間を軽く楽な吃音へと緩和させること，流暢性形成法では発話方法を全般的に見直し，新たに流暢な発話の習得を促すことが重視されている．感情や態度については，吃音緩和法では患者の否定的な感情や態度を肯定的に変えるアプローチがとられるが，流暢性形成法では患者が流暢な発話を身につけることで感情が好転すると考えられており，

●　Ⅲ章　ことばの障害とリハビリテーション―応用編―

表3　吃音緩和法と流暢性形成法の類似点と相違点

吃音緩和法	流暢性形成法
臨床対象となる発話行動	
・吃音症状の瞬間または流暢な発話反応 ・吃音の瞬間を軽く楽な吃音へと緩和させる	・吃音症状の瞬間または流暢な発話反応 ・発話方法を全般的に見直し，新たに流暢な発話の習得を促す
流暢性の目標	
自然な流暢性またはコントロールされた流暢性	自然な流暢性またはコントロールされた流暢性
感情や態度	
吃音に対する否定的な感情・態度に対してアプローチする	否定的な感情や態度に対しては特にアプローチしない
流暢性の維持	
流暢性を維持させるための方法についてはあまり重要視されない	臨床期間が終了しても，定期的に受診してもらい，流暢性が維持されているかをモニタリングする
臨床の構造	
・構造は緩やかで，比較的自由 ・主観的・客観的なデータ収集を行うが，客観的なデータについては流暢性形成法ほど重要視されない	・厳密な構造化・プログラム化された臨床方法 ・客観的なデータ収集が必要不可欠
臨床データの収集	
発話行動の変化等，客観的なデータ収集も行うが，態度や感情の変化等，主観的なデータ収集も行う	発話行動の変化等，客観的なデータ収集に重点を置いている
臨床の期間	
感情や態度にもアプローチするため，長期間かかる	基本的に発話のみへのアプローチのため，比較的短期だが，定期的に流暢性維持のためのメンテナンスを受ける必要がある場合もある

（文献11）より）

　否定的な感情や態度には積極的に介入されない．臨床の構造では，吃音緩和法は個々の患者に合わせて臨床の方法やステップを変えるが，流暢性形成法は構造化され，プログラムに沿った介入が行われる．臨床の期間については，吃音緩和法は吃音に対する正しい知識を身につけてもらうだけでなく，吃音を探求してもらい，否定的な感情や態度にも介入するため，長期間を要するが，流暢性形成法は比較的短期であるが，定期的なメンテナンスを受ける必要がある．

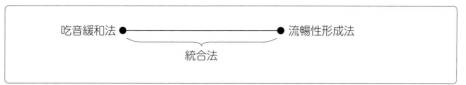

図3 吃音緩和法，流暢性形成法，統合法の関係

(文献11) より)

c. 統合的アプローチ

統合的アプローチとは，吃音緩和法と流暢性形成法の両方の要素を取り入れたものである．ただし，その位置づけは吃音緩和法と流暢性形成法を両端に据えた連続線上(**図3**)[11]であり，その統合の程度は言語聴覚士の考え方や患者の状態によって異なる．一般的に，年齢が高くなるほど二次的行動が増加し，吃音に対する否定的な感情や態度が増大する患者が多いことから吃音緩和法を主としたアプローチを，年齢が低いほど流暢性形成法を主としたアプローチを導入することが多い．

d. 認知行動療法の適用

学齢期以降の患者には吃音に対する明確な自己認識があるため，患者に対して吃音の正しい知識を身につけてもらうだけでなく，吃音に直面・探求することにより，吃音に対する恐怖感や否定的な感情を軽減し，認知の歪みを修正することが重要である．認知行動療法の理論では，誤ったあるいは否定的な思い込みや信念，価値観が否定的な認知的仮説を導き出し，その仮説が否定的な自動思考を作り出して不適応な反応が起こると考えられており，その反応に至る認知過程を修正することで悩みや不適応な反応を軽減させる．吃音の問題は，話しことばの障害のみならず，心理的なストレス反応や否定的な態度，生活様式の限定等が複雑に絡み合っており，言語聴覚士はこれら全てに介入する必要がある．認知行動療法の適用により，苦手な発話場面でも積極的に話すようになり，吃音の中核症状が軽減する可能性があるが，自身の吃音を実際よりも軽症と認識している患者や，過去の極度のトラウマで発症する心因性吃音に対して適用は不向きと考えられている[12]．

e. 間接法

間接法は，吃音の中核症状に直接介入せず，吃音の軽減を目指すアプローチである．その代表例として，環境調整がある．環境調整は，患者にとって流暢な発話を阻害する要因を軽減し，話しやすい環境を整えることである．スタークウェザーら[13]が開発した The Demands and Capacities モデル（D-C モデル）は，能力（Capacities）と要求（Demands）の2要素で構成され，これらのバランスを調整し，吃音の軽減を図るものである．能力とは，患者自身の運動能力や言語能力，認知能力，情緒発達等を指す．一方，要求には外的と内的の2種類があり，これらの要求レベルが患者の

Ⅲ章　ことばの障害とリハビリテーション─応用編─

能力レベルを上回った場合，吃音が発症・進展するとされる．患者の外的・内的な要求を様々な生活場面で分析し，患者と日常的に関わる人との連携により，要求レベルを軽減させることが重要である．

　日本で開発された間接法の一つにメンタルリハーサル法[14]がある．これは，否定的な心理状態から抜け出すために，実際の発話練習をせずに，否定的な心理状態と肯定的な心理状態とをイメージのなかで拮抗させる方法である．メンタルリハーサル法には，不安階層表によるものと吃音年表によるものの2種類があり，前者ではリラクゼーション技法や系統的脱感作を適用し，苦手場面を視覚的にイメージし，成功体験を積ませる．後者では，系統的脱感作や筋弛緩，流暢な発話の練習をリラクゼーション下でのイメージのなかで実施し，吃音を軽減させる．

3　近年の臨床・研究の動向と今後の展望

　吃音に絞って以下に述べる．

　吃音の臨床・研究の動向としては，多面的・包括的アプローチがある．多面的・包括的アプローチとは，吃音の原因を単に口腔運動の問題だけでなく，感情や環境，言語能力，社会性，神経生理学的な問題との関連も考慮すべきという考えに基づくものであり，直接法と間接法の融合的アプローチである．代表的なアプローチの一つがCALMS モデル（ヒーリーら，2004）[8]である（**図2**）．特に学齢期以降は自然治癒率が低下し，かつメタ認知力が高まると，自身の発話に対して違和感を覚えたり，他者からの発話に対する否定的な評価を受けて自己肯定感が下がったり，発話に対する恐怖感が増したりする場合がある．発話の流暢性のみを介入の目標に設定した場合，患者の真の悩みに寄り添えない可能性があることから，患者の吃音に対する悩みが増えるほど包括的な評価や介入がより重要となる．CALMS モデルは，言語聴覚士が患者の吃音に対する包括的な理解を深め，効果的な介入計画の立案のみならず，家族や教育関係者とのコミュニケーションを促進し，患者の包括的な支援体制の構築に役立つ．

4　印象に残る患者さん

　いわゆる「隠れ吃音」と呼ばれる，吃音が目立たない高校生女子1名（以下，Aさん）に対し，高校1年の夏から卒業までの2年半の間，筆者が臨床を行った経験について紹介する．受診経験のない思春期生徒の場合は，本人や周囲の吃音に対する認識不足が潜在的な問題であり，親や教師が吃音についての知識がなく何をすべきかわからない場合は，生徒が治療を受ける可能性が低くなる．このケースでは，小学生の時にことばの教室で支援を受けた経験があったこと，本人が高校生になってから臨床に

2　話すことの障害とリハビリテーション

通うことを母親が提案し，その提案を本人が受け入れたことが功を奏したと考えられる．後年，吃音に深く悩んでいる時に，タイミングよく吃音に向き合ってくれる人の存在を知り，臨床を通して様々な練習や実践を経験することができ，それによって吃音症状の軽減や吃音に対するタフネスが身についたと回顧している．

1）初回面談

　母親や本人の話によると，Aさんは3歳頃に吃音を発症し，小学校1年生頃には自身の吃音に気づくようになっていた．自身の吃音に気づいてから吃音の症状が進展し，小学校6年生の時に初めてことばの教室に通い，1年間支援を受けた．ただし，この時の支援内容については，本人は詳細に記憶していない．中学校ではことばの教室での支援を受ける機会がなく，そのまま高校に進学したが，吃音に対する悩みは増す一方だったという．

　本人は，これまで自身の吃音について，周囲から直接指摘されたりからかわれたりすることはなかったが，自身の吃音を隠し，吃音について周囲に打ち明けることができず，常に「いつ自分の吃音のことが周囲にばれるだろうか」「吃音のことで何か指摘されたらどうしよう」等を心配し，「やりたいことがあっても吃音を理由に諦める」，「食べたいものがあっても注文する時吃りそうになるので違うものを注文する」ことがあると述べた．

　会話場面では吃音が発症しそうな苦手な音やことばを避ける等の回避行動により，Aさんはうまく吃音を隠すことができており，吃音はほとんど観察されなかった．しかし，読み課題を与えると，吃音中核症状の頻度（吃頻度）は低く，中核症状があまり目立たないように工夫していたものの，無声ブロックを中心とする中核症状に加え，随伴症状を示していた．これは隠れ吃音タイプの患者に顕著にみられる特徴である．本人によると，流暢に話せないことに嫌悪感があり，吃音のことは誰にも知られたくない，そしてどのような場面でも流暢に話したいと願っていた．

　これらの情報を基に，介入の目標として，①吃音に直面し，探求することができる，②吃音についての正しい知識を得て，必要に応じてそのことを他人に話すことができる，③読みや自己紹介等の苦手な場面においても吃ってもいいから話そうと思えるようになる，④流暢性促進スキルを用いて吃音をコントロールできる，を設定した．

2）臨床の実際

　目標①を達成するために，随意吃を用いてわざと重く/軽く吃る経験を通して吃音が発症する瞬間を客観的に分析し，どこに力が入りすぎてことばが詰まっているか等を把握し，従来避けてきた吃音の瞬間に直面することで，漠然と抱いていた恐怖心を減らす活動を行った．目標②では，吃音に関する基礎的な知識を学び，自身の吃音に

143

Ⅲ章　ことばの障害とリハビリテーション―応用編―

対する理解を深めるとともに，もし誰かに吃音のことを尋ねられたらどのように説明するかについても同時に学習した．目標③では，筆者の所属する大学の複数の学生に協力を仰ぎ，Ａさんがその学生たちに向けて朗読をしたり，特定のテーマについて話し合ったり，自己紹介をしたり，吃音とは何かについて説明したりする機会を設け，苦手な場面においても言いたいことが言えること，話し方よりも話す内容が重要であること，非言語的コミュニケーションも重要であること等の自己認識を促した．目標④では，取り消し，引き出し，準備的かまえ，軟起声，楽な発話の開始，弾力的な発話速度，斉読等の緩和・流暢性促進スキルを用いて吃音をコントロールする練習を行った．当初，個別で臨床を実施していたが，心理臨床に興味関心を抱き始めたこと，同様の悩みを抱えていた当時中学生の女子（以下，Ｂさん）が別途吃音臨床に通っており，相互に他の吃音のある人に会いたいという希望があったため，途中からペアを組んで活動をしたり，Ａさんの吃音臨床にまつわる経験をＢさんに話してもらったりして，Ａさんに支えられる側だけでなく支える側の経験もしてもらった．

3）臨床の効果

　臨床を通して，Ａさんは自覚的な吃頻度の減少や快適な発話環境を整えることの重要性を理解し，高校を卒業する頃には，「吃音を理由にやりたいことを諦めたくない」という気持ちを持つようになった．また，臨床を受けるなかで，Ａさんは心理的な側面から吃音患者を支えたいという気持ちが強くなり，大学では心理学を学ぶことを決断した．大学在学中Ａさんは，自己紹介のある交流会やディスカッションの多い授業にも積極的に参加し，吃音のある自分を更に受容できるようになったとのことであった．現在，Ａさんは言語聴覚士として活躍している．

4）結論

　本事例は，高校在学時に専門家による支援を受けることで，吃る自分を許せるようになり，吃音に関する悩みが改善され，吃音を隠さず，吃音を指摘されたらむしろ開示の機会ととらえることができるようになった．その結果，吃音のある自身の受容やセルフアドボカシーの獲得，社交場面への参加が促進され，結果的に吃音症状が軽減した．これは，思春期の吃音患者への適切な支援の重要性を示す貴重な事例である．なお，来談当初のＡさんのように，吃音をうまく隠せているようにみえてもその悩みが深いケースは珍しくなく，実際Ａさんは，筆者の元へ来談する前に別の場所で「その程度の吃音なら大丈夫」と言われ，悩みに寄り添ってもらえず傷ついた経験をしていた．決して吃音症状が軽い＝吃音に対して悩みが浅いわけではないことをよく理解しておくことが必要である．

文献

1) 小川　真：音声障害の評価と治療. 日本耳鼻咽喉科学会会報 123：587-591, 2020
2) 土師知行：音声障害. 標準言語聴覚障害学 発声発語障害学 第 2 版. 医学書院, 2015
3) American Speech-Language-Hearing Association（ASHA）：Speech Sound Disorders-Articulation and Phonology［https://www.asha.org/practice-portal/clinical-topics/articulation-and-phonology（2024 年 9 月閲覧）］
4) 日本音声言語医学会編：声の検査法 第 2 版 基礎編. 医歯薬出版, 1994
5) 竹下圭子：構音障害の分類. 特別支援教育における構音障害のある子どもの理解と支援. 学苑社, 62-63, 2012
6) 構音臨床研究会編：新版 構音検査. 千葉テストセンター, 2010
7) 川合紀宗：ことばの異常：吃音の評価. JOHNS 34：217-222, 2018
8) Healey EC et al：Clinical applications of a multidimensional model for the assessment and treatment of stuttering. Contemporary Issues in Communication Science and Disorders 31：40-48, 2004
9) 小澤恵美ほか：吃音検査法 第 2 版. 学苑社, 2016
10) Andrews G et al：Stuttering therapy：the relation between changes in symptom level and attitudes. J Speech Hear Disord 39：312-319, 1974
11) 川合紀宗：直接法. 言語聴覚療法技術ガイド第 2 版. 文光堂, 487-489, 2022
12) 川合紀宗：吃音に対する認知行動療法的アプローチ. 音声言語医 51：269-273, 2010
13) Starkweather CW：Fluency and Stuttering. Prentice Hall, 1987
14) 都筑澄夫編著：間接法による吃音訓練　自然で無意識な発話への遡及的アプローチ―環境調整法・年表方式のメンタルリハーサル法―. 三輪書店, 2015

（川合紀宗）

Ⅲ章　ことばの障害とリハビリテーション―応用編―

コラム C-2　これからの言語聴覚障害学―言語障害―

　　今を遡ること約20年前，職場の忘年会での出来事である．「10年後，職場やリハビリテーションはどうなっているか」というテーマで各部門の代表者が壇上に立ち，自由に思いを述べるという企画が組まれたことがあった．余興の一環であったため，どんなことを言ってもよかったのだが，「残業をゼロにする」「〇〇の技術を身につけたい」等のプレゼンテーションに続き，当時同僚だった言語聴覚士（ST）が「将来はSTも在宅勤務が可能となるかもしれない」と発言した．それを聞き，内心「いや，それはないだろう」と思ったのだが，あながち間違いともいえない世の中がついにやってきた．

　　COVID-19の拡大は私たちの生活様式に大きな変化をもたらした．今でこそ外出制限はなくなったが，当初は外来での言語聴覚療法を休止した医療機関も少なくなかった．また，ひとたび再開されても「何となく怖くて行けない」とおっしゃる方も少なからずいた．遠隔での言語聴覚療法を試みるSTが少しずつ増えてきたのは，それから少し経ってからのことである．

　　ちなみに諸外国では，遠隔での神経心理検査の信頼性の検証が1980年代後半から既に行われていたようである．日本国内では2000年代初めよりテレビ会議システム等を用いての遠隔診断，遠隔訓練が試みられてきたが，極めて少数であった．COVID-19の拡大後に無料の遠隔会議ソフト（例：Zoom）が一気に普及したことで，遠隔での言語聴覚療法のハードルが下がった．まだまだ一般的とはいいがたいが，外出がままならない患者や僻地に住む患者，諸事情で頻繁に通院できない患者にも言語聴覚療法が行き渡るチャンスが少し増えた．また，子育てや介護などで長時間の勤務に耐えられないSTにも就労のチャンスができた．もちろん，対面での生き生きとしたコミュニケーションにまさるものはなく，遠隔での訓練や検査の結果が，対面のそれとは完全に同等とはならない場合もあろう．また，遠隔で行う以上はどうしても機器の不具合やトラブルもゼロとはいえない．しかしながら，ハード面（機器）とソフト面（ST側の技法）の双方を改良し，対面と同等，ないしはそれに近いレベルの臨床を患者に提供するための研究が現在，国内外で行われている[1,2]．これぞまさに「言語聴覚療法のサイエンス＆アート」ではなかろうか．COVID-19のような逆境に負けることなく，むしろそれをチャンスに変えているのである．

　　未来のことは誰にもわからない．予想だにしない未曾有のアクシデントや，大きな社会変化が生じる可能性はゼロではないであろう．そんな時でも，STならではのコミュニケーション能力と柔軟性をもって，皆で叡智を出し合えば，きっと状況を好転させることができるに違いない．冒頭に述べた「いや，それはないだろう」という筆者のような思い込みは封印し，サイエンスとアートを両輪としてオールSTで力を合わせていきたい．若い皆さんがそこに参画してくださることをとても楽しみにしている．

📖文献

1) 飯干紀代子：遠隔で行う神経心理検査の validation と feasibility．神心理 38：238-247，2022
2) Sekhon H et al：Telemedicine and the rural dementia population：A systematic review．Maturitas 143：105-114，2021

（浦野雅世）

【Ⅲ章　ことばの障害とリハビリテーション─応用編─】

3 ことばの障害（子ども）とリハビリテーション

本項目のポイント

☑ 言語発達障害とは，発達の途上で生活年齢から期待される言語発達の様相がみられず，言語の発達が遅れて生活に支障が生じるものをいう．

☑ 知的発達症は，知能検査の IQ の数値だけでなく，適応機能の障害によって診断される．

☑ 自閉スペクトラム症に伴う言語発達障害は，言語発達の社会的相互交渉の基盤の問題が関係し，特に言語の使用（語用）の面が影響を受ける．

☑ 限局性学習症のなかで最も一般的なのが読み障害（発達性ディスレクシア）であり，音韻処理能力（特に音韻意識）の障害が背景要因として考えられている．

☑ 英語圏での特異的言語発達障害（SLI）の 2 つの臨床マーカーは，動詞の文法形態素の脱落と音韻性短期記憶・音韻性ワーキングメモリの弱さである．

○ **Key Words** 言語発達障害，知的発達症，自閉スペクトラム症，限局性学習症，特異的言語発達障害（SLI）・発達性言語障害（DLD）

1 障害の種類と性質（メカニズム）

1）言語の遅れということ

　　通常，人間は産声とともに，ことばで満ちた世界に誕生し，世界のどの言語圏に生まれても，わずか数年のうちに母語話者としての基本的な能力を獲得する．最初の誕生日前後に初めての意味のある表出（初語）が出て，半年もたつと 2 語を連ねた表現がみられる．年齢の上昇に伴い，子どもの言語は量的・質的に発達変化する．急速な変化にもかかわらず，身近にいる人々にとっては，いつの間にか自然にしゃべり出していたように感じられる．

　　しかし，何らかの理由で発達の途上で，生活年齢から期待される言語発達の様相がみられず，言語の発達が遅れて，生活に支障が生じることがある．その状態が言語発

Ⅲ章　ことばの障害とリハビリテーション―応用編―

表1　定型発達における言語発達の個人差

言語行動	通過率			
	25%	50%	75%	90%
意味ある1語を言う	9.2ヵ月	12.0ヵ月	14.8ヵ月	17.6ヵ月
パパ，ママ以外に3語を言う	13.2ヵ月	15.6ヵ月	18.0ヵ月	20.4ヵ月
2語文	19.7ヵ月	22.7ヵ月	2歳1ヵ月	2歳4ヵ月

(文献1) より改変)

達障害である.

　言語発達には，話しことばや書きことば（バーバルコミュニケーション）だけでなく，視線，指差し，発声，ジェスチャーなどのノンバーバルなコミュニケーションも含まれる．言語の遅れは，言語の形式（音韻，形態素，統辞），内容（意味，語彙），使用（語用）のどれか一つ，あるいは複数の領域に現れる．言語のどの領域がどの程度遅れているか一人一人異なるので，言語発達障害は多様な臨床像を示す.

　「遅れ」は生活年齢から期待される標準的な言語発達を基準として判断されるが，その判断は容易ではない．その理由の一つは，標準的な発達の個人差の大きさである（**表1**）[1]．特に発達初期は個人差が大きい．その他の理由としては，障害かどうか，標準化された検査の結果の数値で判断することの難しさがある.

2）言語発達の基盤と言語発達障害

　言語発達障害は，言語発達の基盤の何らかの問題によって生じる．生理学的基盤，社会的相互交渉の基盤，認知的基盤，大脳の言語中枢の基盤である．これらの基盤は相互に密接に関係しており，これらのどの側面に支障が生じても言語発達が妨げられる.

　生理学的基盤の問題は聴覚障害に伴う言語発達障害を，社会的相互交渉の基盤の問題は自閉スペクトラム症（autism spectrum disorder：ASD）に伴う言語発達障害を生じる．認知的基盤の問題は知的発達症に伴う言語発達障害を，大脳の言語に関わる高次脳機能の障害は限局性学習症（specific learning disorder：SLD）や特異的言語発達障害（specific language impairment：SLI）を引き起こす.

　本項目は，これら言語発達障害のうち，知的発達症，自閉スペクトラム症，限局性学習症（SLD），特異的言語発達障害（SLI）を扱う．障害名は，おおむねアメリカ精神医学会が発行している「Diagnostic and Statistical Manual of Mental Disorders 5th edition text revision（DSM-5-TR）」[2,3]のものを用いる．ただし，DSM-5-TRの「言語症」については，言語聴覚障害学の領域では特異的言語発達障害（SLI）

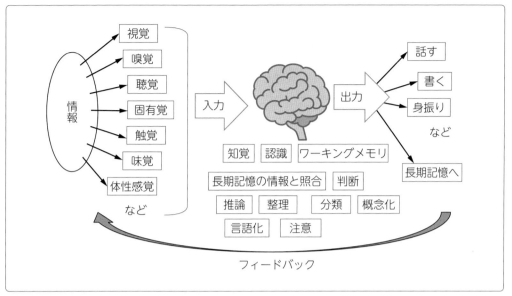

図1 入力から出力までの情報処理過程

という用語の方が広く用いられているので,「言語症」ではなく, SLI の名称を用いる.

3）知的発達症（知的能力障害）

　知的発達症は, DSM-5-TR の診断基準では, ①明らかな知的機能の遅れ, ②適応能力の困難, ③発達期（～18歳まで）の発症という3つの条件を満たす場合に診断される. 明らかな知的機能の遅れは, 標準化された検査で判断される. 例えば, 知能検査の知能指数（IQ）が平均100, 1標準偏差15の場合, 誤差分（一般的に＋5）の余白含めて, 平均より2標準偏差以下, すなわち65～75（70±5）以下が「明らかな遅れ」に該当する. 検査の数値だけでなく, 18歳までに, 家庭生活, 学校生活, 職場, 地域社会における, コミュニケーション, 社会参加, 自立した生活の困難さ（日常の適応機能の問題）に対する継続的支援の必要性が認められることが要件である.

　大脳の知的活動は, 情報の入力から, 情報処理を経て, 出力に至るプロセスである. 感覚器を通して情報が「入力」され, 脳内で, 知覚, 認知処理される. 長期記憶内の情報との照合, 分類, 整理, 統合等を経て, 表象や概念が形成され, 概念と対応する記号の理解（象徴能力）, 思考, 判断などが行われる. それらの処理には, 記憶（ワーキングメモリ, 短期記憶, 長期記憶）, 注意, 処理の効率性などが関わる.「出力」は, 運動（発声, 書字, 表情, 身振りなど）によって外部に情報を伝えることで, 出力の運動コントロールも脳内で行われる. 出力された情報は,「フィードバック」によって, 再び入力される（**図1**）.

　知的発達症では, この一連のプロセスのいずれかに不具合が生じ, 言語の音韻, 語

Ⅲ章　ことばの障害とリハビリテーション―応用編―

表 2　DSM-5-TR による自閉スペクトラム症の診断基準

A	複数の状況で社会的コミュニケーションおよび社会的相互反応における持続的な欠陥があり，現時点または病歴によって，以下の例で明らかになる（以下略）
B	行動，興味，または活動の限定された反復的な様式で，現在または病歴によって，以下の少なくとも 2 つにより明らかになる（以下略）
C	症状は発達早期に存在していなければならない（しかし，社会的要求が能力の限界を超えるまでは症状は完全に明らかにならないかもしれないし，その後の生活で学んだ対応の仕方によって隠されている場合もある）
D	その症状は，社会的，職業的，または他の重要な領域における現在の機能に臨床的に意味のある障害を引き起こしている
E	これらの障害は，知的発達症（知的能力障害）または全般的発達遅延ではうまく説明されない．知的発達症と自閉スペクトラム症はしばしば同時に起こり，自閉スペクトラム症と知的発達症の併存の診断を下すためには，社会的コミュニケーションが全般的な発達水準から期待されるものより下回っていなければならない

(文献 3) より改変)

彙・意味，統語・文法，語用の全ての面において遅れが生じる．音韻の問題としては，発話の不明瞭さ，単語の音の脱落，単語の音の入れ替えなどがしばしばみられる．これらの背景には入力段階での情報を受け取る力の弱さ，大脳の処理段階での，ワーキングメモリの問題，情報分析の不正確さ・処理の遅さ，出力段階での運動コントロールの問題などが考えられる．語彙の問題としては，語彙の少なさ，特に抽象的な語彙習得が困難である．表象能力や概念の狭さが背景にあると考えられる．統語・文法面の問題は，助詞の誤用や脱落，短い表出の多さ，複雑な構文（受動態，使役態）の困難さなどで，ワーキングメモリの容量の小ささ，抽象的なモノと人，人と人の関係性の理解の困難などが背景要因として考えられる．知的発達症における言語の様相は，一般的に各人の情報処理能力，知的発達のレベルに相当すると考えられる．

4) 自閉スペクトラム症（ASD）

ASD は「持続的な社会的コミュニケーションと社会的相互反応における欠陥」と「限定された反復的な行動，興味，活動の様式」と感覚の障害を特徴とする（**表 2**）[3]．

ASD の対人相互交渉の障害は，コミュニケーションの基盤形成に重要な前言語期からみられる．通常は生後 1 年のうちに，養育者との愛着関係をベースとした言語・認知発達が進むが，ASD のある子どもは，視線が合いにくく，情緒的交流や共同注意が成立しにくい．

ASD の感覚（視覚，聴覚，触覚，固有覚，嗅覚，味覚など）の問題（過敏，鈍麻）は，感覚の発達に歪みを生じさせる．そのことが常同行動や養育者とのアイコンタクト，スキンシップを通しての交流の成立のしにくさの背景にあると考えられる．

3 ことばの障害（子ども）とリハビリテーション

表3　ASD のある児者が苦手とすることば・表現

立場によって異なることば	ここ・そこ・あそこ，これ・あれ，ただいま・おかえり，かして・いいよ，来る・行く　など
親族関係の名称	叔父/叔母・姪/甥（母の兄弟は母の子にとっては叔父/叔母，母の子は，叔父/叔母にとって姪/甥）　など
比喩	骨が折れる，頭が固い，明るい顔　など
婉曲表現	時計お持ちですか？（何時ですか？） 部屋暑くないですか？（窓をあけてくれませんか？）　など
あいまいな表現	きちんとしなさい．よく温まりなさい もっと頑張りなさい．言わなくてもわかるでしょ　など
時間・距離・空間	さっき，のちほど，おって 朝，午前，昼，昼頃，夕方，晩，夜，夜中，深夜　など
心の状態を表すことば	悔しい，後悔する，反省する　　など
抽象性の高いことば	幸福，文化，誠実，虚実　　など

　　対人相互交渉の問題は，言語発達に影響する．ASD のある子どもの多くに，ことばの遅れがみられる．言語発達に遅れがある場合，オウム返しやコマーシャルなどの決まった語句の繰り返しが多くみられ，かみ合ったやりとりが成立しにくい．知能や言語に遅れがなくとも，語彙知識に偏りがあることが多い．興味ある対象の図鑑的な知識（列車名や自動車の車種，動物名など）は詳しいが，興味のない分野の語彙は乏しく，抽象的な語彙の理解は難しい．ことばでは明示されない暗黙に理解されるニュアンスを含んだ表現の理解・使用が難しい．ASD が苦手とする語句・表現の例を**表3**に示す．

　　非言語的情報の読み取りの苦手さから，バーバル，ノンバーバル両面で使用（語用）の問題が生じる．場面にそぐわない大きな声を出したり，不適切な表情・身振り・言語表現を用いてひんしゅくを買うことがしばしばある．会話の暗黙のルール（会話の参加者は1つのトピックを維持しながら，交互に話す；相手の反応によって，話し方・内容を調整する；トピックを変える時には相手の了解をえる等）の理解が難しく，自分の興味のあることを一方的に話し，他者からの興味のない話しかけを無視するなどの姿が往々にしてみられる．

5）限局性学習症（SLD）

　　SLD は，知的機能は正常（おおむね IQ 70 以上）で，経済的・環境的な不利益，長期間の欠席，教育不足などの外的要因がなく，小児失語などの神経疾患や運動の障害，視覚や聴覚などの感覚障害がないにもかかわらず，学業の特定の能力が年齢から期待

Ⅲ章　ことばの障害とリハビリテーション─応用編─

表4　DSM-5-TRの「限局性学習症」の診断基準

A　学習や学業的技能の使用に困難があり，その困難を対象とした介入が提供されているにもかかわらず，以下の症状の少なくとも1つが存在し，少なくとも6ヵ月以上持続していることで明らかになる： （1）不正確または速度が遅く，努力を要する読字 （2）読んでいるものの意味を理解することの困難さ （3）綴字の困難さ（例：母音や子音を付け加えたり，入れ忘れたり，置き換えたりするかもしれない） （4）書字表出の困難さ （5）数学の概念，数値，または計算を習得することの困難さ （6）数学的推論の困難さ
B　欠陥のある学業的技能は，その人の暦年齢に期待されるよりも，著明にかつ定量的に低く，学業または職業遂行能力，または日常生活活動に意味ある障害を引き起こしており，個別施行の標準化された到達尺度および総合的な臨床評価で確認されている．17歳以上の人においては，学習困難の経歴の記録を標準化された評価の代わりにしてよい
C　学業困難は学齢期に始まるが，欠陥のある学業的技能に対する要求がその人の限られた能力を超えるまでは，完全に明らかにはならないかもしれない（例：時間制限のある試験．逼迫した締め切り期限内に長く複雑な報告書を読んだり書いたりすること．過度に重い学業的負荷）
D　学習困難は知的能力障害群，非矯正視力または聴力，他の精神または神経学的病態，心理社会的逆境，学校教育の用語の習熟度不足，または不適切な教育指導によってはうまく説明されない

(文献3) より改変)

されるよりも明らかに低く，困難が生じるものをいう．小学校低学年で問題が顕在化することが多いが，高学年になるまで明らかにならない場合もある．特異的とは，知的発達症にみられるような学習全般にわたる困難ではないことを示す（**表4**）[3]．教育分野では「学習障害」という用語が広く用いられている．

障害される能力として，DSM-5-TRでは，読字，書字表出，算数が，文部科学省の「学習障害」の定義では，聞く，話す，読む，書く，計算する，推論するの6つが示されている．

SLDのなかで最も一般的なのは読みの障害（文字表記された語を読むことの困難さ）である．この困難さに対してDSM-5-TRの注に，「失読症（dyslexia）は単語認識の正確さまたは流暢性の問題，判読，綴字の能力の低さにより特徴づけられる」と記されている．

上述の失読症には，脳損傷による後天性の読み障害（失読症）と区別し，発達過程で明らかになる先天性の障害であることを意味する発達性ディスレクシア，（developmental dyslexia）の名称が用いられることもある（本項目では，以下ディスレクシア）．国際ディスレクシア協会による定義の概要を記す．ディスレクシアは，①神経生物学的な原因による特異的な学習の障害である．②正確かつ/または流暢な単語認識の困難さ，稚拙な綴りとデコーディングを特徴とする．③音韻面の欠陥によって生じる．④二次的障害として読解の問題，語彙発達と知識の習得の問題が生じる[4]．

152

3 ことばの障害（子ども）とリハビリテーション

　デコーディングとは，文字・単語を音声に変換することである．音読だけでなく，黙読時も脳内で行われる．流暢なデコーディングとは，単語を素早く，適切なアクセントをつけて音声化することで（「甘いあめ」「あめがふる」の「あめ」に対して，それぞれの文脈内の意味に合わせて異なるアクセントをつける），それによって単語認識が成立する．健常者は，文字を目にした瞬間，無意識のうちに音声化できる（デコーディングの自動化という）が，ディスレクシアのある児者では不正確になったり，逐字読みや非常にゆっくりな読みになる．デコーディングは読解とは区別される．正確で自動的なほどに迅速で流暢なデコーディングは，読解にとって必須のスキルであるが，それだけでは読解は成り立たない．読解には語彙や文法の知識，推論能力，ワーキングメモリなど他の様々な要素が関与する．

　「音韻面の欠陥」とは音韻情報処理能力の弱さを指す．音韻情報処理能力とは，音声言語を処理する能力で，聞いたことばを正確に把握できること，音韻短期記憶，音韻ワーキングメモリ，長期記憶から音韻情報を引き出すことなど多様な能力が関わる．ディスレクシアに関しては，音韻意識の弱さが指摘されている．音韻意識とは，単語が複数の音から構成されていることの気付きであり，音の構成を把握し，構成音を操作する能力である．ことばは子音，母音で構成されている．日本語では子音と母音のペア，あるいは母音が1つの音の単位をなす．音の1単位に仮名1文字が対応するので，この単位（モーラ*）の気づきが，仮名文字学習の基盤となる．単語をモーラの単位で分解（音韻分解）でき（'うさぎ'を'う-さ-ぎ'と分解すること），語頭音（'うさぎ'の'う'）がわかることが仮名文字習得の前提条件である．しりとりや「〇〇をさかさまからいうと？」ということば遊びは音韻意識の発達をベースにしている．こうした遊びができない，あるいは，答えるのに時間がかかる場合，音韻意識の弱さが疑われ，文字習得に困難が生じる可能性がある．子音＋母音のペアや母音は把握しやすいが，撥音（ん），長音（ー），促音（っ）（これらを特殊モーラという）の単位はとらえにくい．知的な問題はないのに，小学3年になっても「きって」と「きて」，「おばさん」と「おばあさん」，「しんか」と「しか」の長さの違いに気づかず，書き誤りが生じたり，単語の逆唱やモーラ削除（例：'たぬき'から'た'を取って言って）ができない場合，音韻意識が未熟であると考えられる．

　音韻情報処理能力の問題は読みだけでなく，語彙習得に影響することもある．初めて聞く単語（特に長い語）の音をとらえ，覚えることの苦手さから語彙が増えにくくなることがある．語彙の問題は平易な日常会話では気づかれないが，小学校中学年以

▶Foot Note

*モーラ：日本語の母語話者が語のなかに感じとる音の単位で，短歌，俳句，川柳などの詩歌のリズムを構成する．母音，子音＋母音のほかに，撥音（ん），長音（ー），促音（っ）（これらを特殊モーラという）も独立した1モーラの単位をなす．

Ⅲ章　ことばの障害とリハビリテーション─応用編─

降，学習内容が高度になると顕在化する．

　正確に読めない，時間がかかるなどデコーディングの問題があると，読むことを避けがちになるので，書きことばで触れる語彙，表現，知識の獲得が妨げられる可能性がある．ディスレクシアは文字・単語のデコーディングの障害であるが，読みの経験が乏しくなることで学習全般に大きな影響を与えることが懸念される．

6）特異的言語発達障害（SLI）

　SLIとは，聴覚障害，知的発達症，社会性・対人関係の障害，成育環境，言語環境等，言語発達を阻害する明らかな問題がないにもかかわらず，ことばの発達が遅れ，言語理解・表出に困難を生じる状態である．特異的というのは，言語以外には発達上問題がないということを意味する．

　SLIは医学的診断用語ではなく，言語聴覚障害の分野で広く用いられる用語である．医学的診断名としてはDSM-5-TRの「言語症」が相当する．

　SLIの最初の症状はことばの遅れである．初語出現が2歳頃（定型発達は1歳頃）であることが多く，語彙の増え方がゆっくりで，2語文の出現が3歳頃と遅れる（定型発達は1歳半～2歳）．4歳頃に語連鎖での表出が始まると，文法面での特徴が明らかになる．

　英語圏では，動詞の誤りと音韻情報処理の問題がSLIの障害マーカーとされている．動詞の誤りは，三人称単数現在の-sの脱落（例：Tom like bananas.），過去形の-edの脱落（例：Tom play baseball yesterday.），現在進行形の-ingの脱落（例：Tom is run.）という動詞の変化形の一部（動詞の文法形態素）の誤りである．

　音韻情報処理の問題については，非語の復唱課題の成績が顕著に低いことから，音韻短期記憶・音韻ワーキングメモリの問題の関与が指摘されている．

　ナラティブの問題も報告されている．適切なキーワードが想起できないこと，接続詞がうまく使えないため，短い文を連ねた表現が多くなること，登場人物・場面設定・時系列の枠組みなどのナラティブの構成要素の言及が不十分で，全体の流れを明確に述べられないこと，文法の誤りのある不完全な文が多いことなどの問題が挙げられている．

　日本語はもともと，主語，目的語，述語，動詞，助詞などが省略されやすく，語順の入れ替えが珍しくないので，英語で報告されている障害マーカーが見出しにくい．格助詞の誤りやかき混ぜ文の助詞の誤りや語彙力の低さなどが報告されているが，これらはSLI以外の言語発達障害でもよくみられ，日本語でのSLI特有の障害マーカーとはいいがたい．

　SLIの言語の問題は長く持続することが報告されている．4～6歳でSLIと診断された子どもの約50％は8～10歳でも症状が持続し，その90％は15歳でも言語の問題

3　ことばの障害（子ども）とリハビリテーション

が持続するという報告がある．就学前に言語の問題が改善しない場合，その後言語指導を受けても，問題は持続し，学齢期に読み障害を併発することが多いという報告もある[5]．

近年，SLIに変わって，発達性言語障害（developmental language disorder：DLD）が多く用いられる傾向がある．

2 評価と介入

上記のいずれの障害についても，早期発見・早期介入が，困難さの改善において，また，周囲の人々および当事者自身の障害理解において有効であることが広く認識されている．本節では，小児の言語発達障害の臨床における，早期発見・早期介入のシステムを概観する．

言語発達障害の臨床は，医療，福祉，教育など様々な分野で行われている．ここでは，就学前の障害の発見，介入指導に至る道筋，就学後の支援，それらと言語聴覚士との関わりを紹介する．以下は一般的な大まかな流れであって，自治体によって異なる点も多い．

1）乳幼児期〜就学まで

就学前の障害発見の主要なルートは，母子保健法で規定されている健診である．母子保健法では，1歳6か月児健診と3歳児健診の実施を市町村に義務付け，地方交付税が措置される．自治体が指定する保健所（保健福祉センター，保健相談センター，保健サービスセンターなどの名称で呼ばれる）や公民館などで，集団健診の形で実施されることが多い．健診の目的の一つは，発達上気になる点がある子どものスクリーニングである．1歳6か月児健診では，身体の発育状況に加え，歩行や言語の発達をチェックする．ひとり歩きができるか，なぐり書きができるかなどの運動機能と指差しや呼名への反応の有無など，ことばや音への反応の確認を行う．3歳児健診では，言語，運動，視・聴覚，社会性，精神面の発達の問題をチェックする．自分の名前が言えるか，同年代の子どもと会話できるかなどコミュニケーション能力や，衣服の着脱や自分でやろうとするかなど生活面での自立の様子を確認する．

健診で発達の問題の可能性が見出された場合は，保健所や地域の療育センターなどで，二次健診やフォローアップの面談が実施される．

これらの健診は保健師が中心となって行われ，言語聴覚士は母子保健チームの一員として参加する．自治体によって言語聴覚士の関わり方が異なる．1歳6か月児健診，3歳児健診に言語聴覚士が参加して，ことばの発達に対する個別相談を受け，リスクの見極めにあたる自治体もあるがその数は少ない．言語聴覚士は健診後の面談に参加

155

Ⅲ章　ことばの障害とリハビリテーション─応用編─

することが多く，家庭で取り入れやすい発達を促す関わり方・ことばかけについて助言し，経過を観察する．遊びを中心とした母子の集団グループを紹介し，集団のなかでフォローすることもある．

　経過観察のなかで必要と判断された場合は，個別の言語指導や集団指導が開始される．これらの指導は，引き続き保健所や療育センターで行われることもあるし，他の支援機関が紹介されることもある．

　市町村が任意で実施するものに新生児聴覚検査，3〜6か月児健診，9〜11か月児健診がある．これらも地方交付税の措置を受けて実施され，出産した病院，かかりつけの小児科で個別に実施されることが多い．近年，自治体独自の事業として，1か月児健診，5歳児健診を実施することが増えてきている．

　子どもの発達に不安を抱えた保護者が，直接，医療機関や保健所・療育センターに相談を申し込むことも少なくない．障害の可能性が見出された場合は，相談された機関が引き続き指導やフォローする場合もあるし，発達支援を行う他機関（児童発達支援センター，児童発達支援事業所，医療機関など）を紹介することもある．医療機関で小児の言語臨床に関わる言語聴覚士は，小児科や耳鼻科に所属していることが多い．近年，言語聴覚士を療育スタッフとして雇用する児童発達支援センター・児童発達支援事業所が増えている．

　障害がある子どもにとっては，就学先の選定は大きな問題である．就学にあたり，保護者が希望すれば，就学先や就学後の支援について，教育委員会の就学相談を受けることができる．就学の半年前に実施される就学時健診で発達の問題の可能性が見出されて，教育相談につながる場合もある．

　教育相談では，本人・保護者の意向，教育，医学，心理，言語発達等の専門家の意見を総合して，子どもの発達にとって最適な場を検討する．障害者基本法の改正により，本人・保護者の意向を可能な限り尊重することが求められており，本人・保護者の意向と専門的見地からの判断結果が一致せず，合意を得ることが困難なことも少なくない．

2）学童期

　学校生活で何らかの困難が予想される場合，複数の就学先の選択肢がある．

　学校以外の就学後の支援に，2012年に始まった放課後等デイサービスがある．これは児童福祉法に基づく福祉サービスの一つで，障害がある小学生・中学生・高校生（6〜18歳）を対象とした通所支援サービスである．自治体によっては，就学前に通っていた支援機関（療育センター，福祉センターなど）で，18歳まで継続した支援を実施している場合もある．医療機関では比較的長く専門的指導を受けられる場合が多い．

3 ことばの障害（子ども）とリハビリテーション

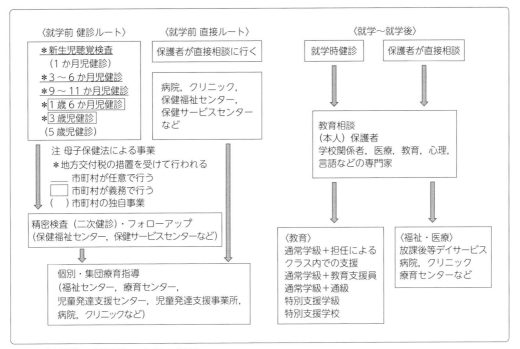

図2　就学前～就学後の支援の道筋
自治体によって異なりがあることに留意のこと．図中の各所で言語聴覚士が関わる可能性がある．

　放課後等デイサービス等で学齢期の支援に関わる言語聴覚士が増えつつあるが，教育の場で支援を行う言語聴覚士の数は，就学前と比較するとはるかに少ない．教育領域の言語聴覚士の支援には，特別支援学校の外部専門家，通級（通級指導教室）のことばの教室への助言，特別支援学級への巡回指導などの形で行われている．本項目で扱うASD，SLD，SLIのある児童生徒の多くは，通常学級に在籍しているが，言語聴覚士が通常学級での支援に関わる機会は極めて少ない．

　学童期は，幼児期の話しことば主体のコミュニケーション言語よりも高度で，学習や思考，知識習得を支える学習言語の習得が言語発達の柱となる．この時期の言語の問題は，学習・思考のみならず，自我形成にも影響し，その影響は子どもの長い人生に波及しかねない．言語発達を支援する専門職である言語聴覚士が，教育の場で活用される機会が広まることが切に願われる．

　就学前～就学後までの支援の主な流れを**図2**に示す．図に示された各支援機関・組織で言語聴覚士が関わる可能性がある．

3　近年の臨床・研究の動向と今後の展望

　近年の言語発達障害の臨床・研究の動向として，技術の進歩に伴う指導・支援での

Ⅲ章　ことばの障害とリハビリテーション―応用編―

情報通信技術（information and communication technology：ICT）の活用とそれに関連する問題を取り上げる.

　タブレット端末，PC，スマートフォン等の ICT 機器と，それらで活用できる多彩なソフトウェア（ソフト）の開発は日々著しく進歩している. 言語障害の指導支援において，様々な ICT の利用が進んでいる.

　ディスレクシアの読み書きの困難さに対して，ICT を用いた指導・支援が活発に展開されている. 読み上げ機能や，書字に代わる多様な入力方法は困難さに対する極めて有効な補助手段である. 読み上げ機能は，デジタル化された教科書，本，資料などを対象とするだけではなく，カメラで撮影した文字を即座に音声化することもでき，学習のみならず日常生活まで利用範囲が広がっている. 聞きやすい速度，声質などそれぞれの児に合わせて選択できる. 入力方法には，音声入力，フリック入力，キーボードでの平仮名入力やローマ字入力など多種の選択肢がある. 文字情報を扱う場合は，文字情報のレイアウト（フォントの種類や大きさ，行間，文字色，背景色，分かち書きの程度，ルビの有無など）を一人一人に合わせて読みやすく調整でき，取り組みやすくなる.

　多様なソフトも言語指導で活用されている. 言語臨床でよく活用されているものの一つに，意味ネットワークを作成するソフトがある. 1 つの単語から関連する語・句を考えてネットワークを広げてゆくもので，語彙指導はじめ，産生されたものを分類し，まとめて，文章を作る指導にも利用されている.

　タブレット端末やスマートフォンで動画の撮影や視聴が容易になったことで，動画が言語指導に用いられることも増えている. 動画は絵で表現しにくい動作語の指導に便利である. SLI をはじめとする言語の遅れに対して，語彙，構文，文章，内容構成など種々のターゲットを設定して，ナラティブの指導が行われる. 連続した絵カードを用いることが多いが，短い動画を用いることで，流れがよりわかりやすくなる. 会話のやりとりや表情が表現された動画は，ASD のある子どもの状況の読み取り指導に活用できる.

　多様な支援技術の展開と合理的配慮に対する社会的認識の広がりとともに，障害のある子どもが自ら必要な配慮申請ができることの重要性が増している. 2021 年（令和 3 年）に障害者差別解消法が改正され，2024 年（令和 6 年）4 月より合理的配慮の提供が，教育，医療，福祉，公共交通等，日常生活・社会生活全般で義務化されている. 合理的配慮は，配慮を求めるものと，求められるものとの間の対話によって決定される. 配慮を求めるには，当事者である子どもが，どのような支援が必要かを説明できなければならない. 子どもの指導・支援の最終目標は，子どもが自己の問題を正確に理解し，多くの選択肢から自分に適したものを自分で選択でき，必要な支援を自ら要請できるよう，子どもの自己理解と自立を促すことである.

多様性を尊重し，障害を個人と環境との関係性としてとらえる見方が広まるなかで，共生社会の実現のためには，障害のある児者の自己理解だけでなく，社会全体で障害に対する理解が広まることが重要である．障害当事者が出版やブログ，SNS等を通じて発信する機会が増えている．社会での障害理解の普及にむけて，当事者研究の今後の展開が大いに期待される．

4 印象に残る患者さん

Aさんとの出会いは，Aさんが小学4年生の3学期が始まった頃であった．Aさんは，授業で積極的に発言し，クラスのリーダー的存在であった．その一方，漢字テストの成績が極端に低く，作文，連絡帳などで漢字の使用が少ないことに保護者が困惑し，専門機関を受診し，ディスレクシアと診断された．受診機関からの紹介で，Aさんが小学4年の1月から中学3年まで，筆者が指導を担当した．

AさんのIQは平均レベルで，全般的認知機能には問題がなかった．小学4年3学期時点で，平仮名，カタカナの読み書きは定着していたが，読む速度は小学1年レベルであった．「みなみのくに」を「みんなのくに」と読むなど文字列が長くなると読み誤りが増えた．「大切」を「だいきり」と読むような基本的な漢字熟語の読み誤り，小学2年レベルの漢字の書き誤り（意味的に近縁の文字への誤り：「あるく」を「足く」，熟語の文字順の誤り：「せんせい」を「生先」など）がみられた．音韻意識の弱さが認められた（単語の逆唱やモーラ削除の課題成績は小学1，2年レベル）．

読解と漢字（特に漢字熟語）をターゲットとして，Aさんの興味ある題材で教材を作成し，指導を行った．デジタル教科書が普及する前だったので，国語の予習となるよう，教科書を読みやすいように分かち書きにして打ち直し，語句の説明などを加えた1日3ページの家庭で読む教材を作成した．この分量はAさんにとって負担にならず，毎日読み続けることができた．予習によって授業内容を把握できたことで授業に参加しやすくなり，デコーディング能力も向上した．分量は少なくとも，毎日継続して理解しながら読む経験の積み重ねが有効であると示されたことは，指導を考えるうえで貴重な知見であった．

Aさんの熟語指導からは，音韻意識と漢字学習の関わりを考えさせられた．熟語の指導では，既習の熟語の文字の読みを組み合わせて，新規の熟語の読みを導くことが行われる（'運転'は'運動'の'ウン'と'回転'の'テン'など）．しかし，その方法はAさんにとっては「頭がごちゃごちゃになる」とのことで，適さないことがわかった．このことから熟語の学習に，音韻操作（音を文字単位に分けること（音韻分解），音を組み合わせること（音韻合成））が関わっており，そのことが音韻意識の弱さのあるAさんにとって熟語学習を難しくしているということを考えさせるもので

あった．漢字学習の困難さの要因に，漢字の形態の複雑さが挙げられることがあるが，どの文字種での表記であっても，文字の読み書きは'ことば'の音の形を知り，それを分割して文字との対応を学ぶという基本は同じであることを改めて認識させられた．

　Ａさんの漢字学習の困難さからは，音韻の弱さと語彙習得の関係も考えさせられた．小学6年の時，Ａさんは「'発言''安静'とか聞いたことがない．勉強しなくていい．」と熟語の勉強に反発を示した．小学6年なら，知っているはずの語であるが，それらが周囲で使われていても，音韻処理能力の弱さからＡさんは語の音をとらえることができなかったと推測された．Ａさんは読み書きの困難さは自覚していたが，小学校では学習内容は授業を聞いて理解できると自信を持っていた．しかし，中学に入学したとたん，各教科の学習用語を使って展開される授業が理解できず大きなショックを受けた．ディスレクシアは文字言語の困難さであり，音声言語の聞く・話すには支障がないと考えられがちである．それは日常会話のレベルのことであって，高学年以降の教室言語・学習活動には当てはまらない．ディスレクシアの支援においては学習言語の語彙指導が極めて重要である．

　日本語の読み（書き）の困難があると，文字・音対応関係が異なる英語の読み（書き）では一層困難になることが知られており，Ａさんも中学では英語の読み書きが難しいだろうと予想していた．しかし，読み書き以前に，英単語の音を覚えることに困難が生じたことは想定外であった．基本語の'this, that, he, she, we, they'すら混乱した．教科書の対話を友人とペアで行う際は，カタカナでルビを振り，必死に丸暗記し，意味もわからず，ただ棒読みした．文内の単語の音を意識した読みはできなかった．この問題にも音韻処理の弱さが関わっていると推測された．

　Ａさんは，中学卒業後，学習障害のある児童生徒を受け入れている私立の高校に進学し，その後，福祉関係の専門学校に進んだ．

　Ａさんの臨床から，ディスレクシアの音韻処理・音韻意識の弱さが読み書きだけでなく語彙習得・言語発達，学習全般に影響することについて多くの学びを得，筆者がディスレクシアのある子どもたちの指導・支援を臨床・研究のテーマとするきっかけとなった．

文献

1) 日本小児保健協会編：DENVER Ⅱ デンバー発達判定法．日本小児医事出版社，2003
2) American Psychiatric Association：Diagnostic and Statistical Manual of Mental Disorders Fifth Edition Text Revision. American Psychiatric Publishing, 2022
3) 日本精神神経学会監：DSM-5-TR 精神疾患の診断・統計マニュアル．医学書院，2023
4) International Dyslexia Association：Definition of Dyslexia［https://dyslexiaida.org/definition-of-dyslexia/（2024年9月閲覧）］
5) 田中裕美子編著：レイトトーカーの理解と支援．学苑社，2023

（原　惠子）

コラム C-3　これからの言語聴覚障害学—摂食嚥下障害—

　日本の言語聴覚士（ST）が積極的に摂食嚥下障害に関わるようになったのは 1980 年代後半から 90 年代にかけてである．失語症や言語発達障害，難聴といったコミュニケーション障害に関わってきた ST が摂食嚥下障害に関わることに当時は抵抗もあったように記憶している．ST が摂食嚥下障害に関わる論拠として，咀嚼・嚥下に関わる器官と発声発語に関わる器官の多くが共通し，摂食嚥下障害と発声発語障害の合併率が高いことが挙げられていた．

　以来，ST は両機能の異同を念頭に置きながら臨床，研究を重ね，摂食嚥下障害の生理学的な解明と機能改善に関して重要な役割を担ってきた．近年では呼吸機能訓練や発声訓練が誤嚥防止にプラスに働くといったエビデンスも集積されつつある．

　国際生活機能分類（ICF）でいう心身機能としての発声発語と嚥下の関連性は異論のないところであるが，活動・参加の面からは，話すこと・コミュニケーションと食べることは生活のなかの異なる側面にも思える．往時の ST が抱いた違和感もそのような感覚に基づくものであろう．しかし果たしてそうであろうか？

　社会的存在として他者とコミュニケーションをとることと食を楽しむことは，人が人らしく生きていくうえでの根源的な活動である．発達的な観点からは，母と新生児の原初的なコミュニケーションは，授乳時の両者の相互作用に始まる．意図的なコミュニケーションが始まる以前に授乳や離乳食摂取のなかで，乳児は他者の意図を理解し身体的に応答する．養育者は乳児の示すサインを受け止め誘導することで，乳児をコミュニケーションの世界に組み入れていく．重症児の初期コミュニケーションを考える場合も，リアルな生活のなかで評価しやすい場面は食事時間である．子どもが次に食べたいもの飲みたいものを選択的に見るといった選好反応や，養育者が注目した食物に対し視覚的共同注意が生じるかといったことが評価のポイントとなる．本人の選択や養育者への要求といった意図的な表出行動を誘導する場面として食事やおやつは利用しやすい．

　同様なことは障害の重い成人の対象者にも共通する．摂食嚥下障害とともに重度の失語，認知障害を合併する対象者の直面するコミュニケーション問題は，まず日常のケアである食事，排泄，移乗などの場面で介護者の意図を理解し身体レベルで応じられるかにある．コミュニケーション障害の専門職としての ST は訓練室の中の机上での評価，リハビリテーション介入だけにとどまるのではなく，リアルな生活場面のなかの非言語的コミュニケーションに関心を示し，多職種との協働機会を作っていくことが望まれる．このような流れは ST のカバーするフィールドを広げるとともに，人としての豊かな生活を支援する ST の本来のありかたにかなうものと思われる．

（椎名英貴）

【Ⅲ章 ことばの障害とリハビリテーション―応用編―】

4 ことばの障害（成人）と リハビリテーション

本項目のポイント

☑ 失語症は左半球の言語領域の損傷によることばの音，意味および文法に関する言語知識の障害で，ことばを話し，聞き，書き，読む際に問題が生じる.

☑ 認知コミュニケーション障害は言語知識の障害ではない. 脳外傷や右半球損傷などに伴って生じる認知機能障害によってコミュニケーション行動に問題が出現する.

☑ 脳外傷者では注意や遂行機能の障害が，右半球損傷者では注意や社会的認知，ことばのメロディを理解し表出する障害などがコミュニケーション行動に影響する.

○ **Key Words** 失語症，認知コミュニケーション障害（脳外傷，右半球損傷），認知症

1 障害の種類と性質（メカニズム）

1）失語症

　　失語症は脳血管障害を原因疾患として出現し，閉塞する血管に基づいて脳損傷部位が相違し，異なったタイプの失語症が出現する. 失語症状の背景には言語機能の解剖学的な脳機構が関係する. 言語機能に関する左半球の背側経路と腹側経路があり，要素的な言語症状は特定の部位に局在する.

　　言語のネットワークは左半球の上側頭回後部のウェルニッケ野から開始される2つの神経経路に分かれる（**図1**）. **図1**の上方の背側経路はウェルニッケ野から下前頭回のブローカ野に至る弓状束（**図1**-①）で，復唱に必要な聴覚的な音を構音運動へ変換する. もう一方下方の腹側経路は上側頭回，中側頭回，下頭頂小葉および後頭葉と下前頭回とを，下前頭後頭束（**図1**-②）を介してつないでいる. 更に下前頭回は鉤状束（**図1**-③）を介して側頭葉前方部に接続する. 腹側経路は，主に聴覚的にとらえた音を概念・意味に対応付ける. 背側経路の病変は復唱障害に関連し，ブローカ失語や伝導失語をもたらす. 腹側経路の病変は主に聴覚的理解障害と関連し，ウェルニッケ

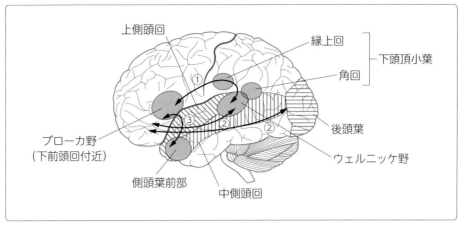

図1 言語のネットワーク
①：弓状束（ウェルニッケ野～ブローカ野），②：下前頭後頭束（前頭葉～後頭葉），③：鉤状束（前頭葉底面・眼窩面～側頭葉前部）．

失語や超皮質性感覚失語をもたらす．
　このような大脳内神経回路の研究は機能画像研究とMRI技術によって発展してきた．健常者を対象にして，言語課題施行中の脳血流の増大や，それを示すマーカーの変化によって言語活動に関連する部位をとらえる．言語関連部位の間をつなぐ神経経路は大脳深部の神経線維であるが，MRIの拡散テンソル画像により神経線維に沿った水分の拡散を画像化するトラクトグラフィーによって，神経経路の存在が明らかにされた．
　また，失語症の各タイプは要素的障害の組み合わせによって成立している．要素的言語症状は局在しており，原因疾患により脳の損傷範囲が異なるためにタイプの違いが生じる．要素的症状は発語失行/失構音，文産生障害，音韻性錯語，喚語障害（意味から語を喚起），喚語障害（語列挙障害＞視覚性呼称障害）＊，単語理解障害，語音弁別障害および言語性短期記憶障害（復唱障害）の8症状である．これらの症状は左半球の局所損傷と関連している（**表1**)[1]．
　上記の言語のネットワークおよび要素的症状の関連部位が脳血管障害などによって損傷されることにより各種の失語症タイプが形成される[1,2]．ブローカ失語は発語失行/失構音，音韻性錯語，言語性短期記憶障害および喚語障害の組み合わせで，ウェルニッケ失語は音韻性錯語，言語性短期記憶障害，喚語障害および単語理解障害の組み合わせで形成される．伝導失語は音韻性錯語と言語性短期記憶障害，超皮質性感覚失語は喚語障害と単語理解障害の組み合わせで形成される．超皮質性運動失語は喚語障

▶**Foot Note**

＊**語列挙障害＞視覚性呼称障害**：視覚性呼称（目の前のものを呼称すること）よりも語列挙（動物の名前を挙げる，「あ」で始まる語を挙げるなど）に強い障害がみられる．

Ⅲ章　ことばの障害とリハビリテーション─応用編─

表 1　失語症の要素的症状の関連部位

要素的症状	関連部位
発語失行/失構音	中心前回下部
文産生障害	ブローカ野
音韻性錯語	中心後回，縁上回
喚語障害（意味から語を喚起）	中・下前頭回，側頭葉後部～前部，角回
喚語障害（語列挙障害＞視覚性呼称障害）	補足運動野
単語理解障害	中前頭回後部～前部
語音弁別障害	上側頭回後部
言語性短期記憶障害（復唱障害）	弓状束

(文献 1) より作成)

　害（語列挙障害＞視覚性呼称障害）を特徴とし，全失語は全ての要素的症状を併せ持つことで形成される．背景となる病巣部位も要素的症状をもたらす部位が複合的に損傷されて，これらの失語症タイプが出現する，と考えられる．

　以上の知識を基盤として一人一人の失語症者の言語症状をとらえ，失語症のタイプを念頭に入れながら統合的に理解することが言語聴覚士の基本的な技能であり，目標である．

　コミュニケーション障害は社会参加に重大な影響をもたらし，失語症者の復職率は低い．40 歳未満の若年層では失語症の回復も良好で，復職，就労に向けて職業リハビリテーションに進んでいく．中年以降の失語症者では復職は困難で，失語症者本人の障害の重症度とともに，復職する会社が本人のこれまでの実績を評価して受け入れに積極的であるか，といった受け入れ側の条件が影響する．老年層になると職業上は定年を迎えていることが多く，介護保険サービスなどを活用して，地域社会における自立を目指す．

2）脳外傷

　脳損傷者では失語症でなくても注意や思考の障害のために論理的でまとまりのある会話ができなくなり，コミュニケーション障害が出現する．このようなコミュニケーションの問題を認知コミュニケーション障害と呼ぶ．この障害の出現は特定の病巣部位や原因疾患に限らない．

　脳外傷では広い範囲の神経線維が損傷される．また，前頭葉を中心とした大脳の前部に損傷を受ける．頭部を激しく打撲すると，外力が作用した部位に直撃損傷が発生する．その反対側では骨と脳の間が空洞化し，反衝損傷が生じる．脳外傷では前方，

あるいは後方を打撲することが多く，いずれの場合でも前頭葉に損傷が生じやすい．これら複合的な脳損傷の結果として記憶，注意，遂行機能などに関わる多彩な高次脳機能障害が生じる．更に攻撃行動や抑うつなどの社会的行動障害が出現し，重大な社会的不適応をもたらす．これらの認知能力の障害に伴ってコミュニケーションの障害が生じ，その結果社会生活が不適応となる[3].

言語機能の障害として複雑な聴覚的理解検査であるトークンテストの成績低下がみられ，喚語困難，表現が乏しい，統語上の誤り，文体の偏り，錯語などの不完全な発話が出現する．呼称障害は外傷性脳損傷者の40〜50％にみられ，長期に残る．

記憶あるいは情報処理能力の障害の結果，複雑な発話や注意が散漫になりやすい環境で他者の発言を聞く時に理解が低下する．また，与えられる情報への対応に限界があり，思考を組み立てる能力が障害され，意味が不明確な発話が出現する．会話が単調で反復的になる．

遂行機能の障害により物語のなかの出来事をまとめて結論を導くことができない．談話がまとまらず，量的にも乏しい．抽象化能力の障害や問題解決能力の低下により会話の際に推論して理解，表出することが困難で，間接的な表現や皮肉が理解できない．物語の個々の出来事を起承転結のような一般的な談話構造に基づいて解釈し，構成することが困難である．

社会的行動の障害によって抑制が欠け，社会的に適切な談話を表出することに障害が出現する．聞き手に関心を示さない，会話の主題から外れた発話を抑制できない．ジェスチャー，表情，発話のプロソディ（後述）などを表出する能力が障害される．社会的に不適切な行動が出現し，自己中心的，衝動的，自発性低下などが言語の使用に影響する．衝動を統制できず，話がまとまらず長くなり，わかりにくい．

脳外傷ではコミュニケーション行動に多くの問題が出現するが，その背景にある認知機能の障害との関連を見出すことは，その後の介入の方法や効果に関連することになる．もっともらしいことを述べるのだが，脳外傷者の自己の状態に関する認識がよく理解されていないことが多い．その結果，社会復帰に対しても楽観的になりやすく，結果としてうまく進まないと他者のせいでうまくいかなかったと周りの人に対して攻撃的になることがある．横柄な態度をとり，社会的な通念に合わない言動も出現する．そして，脳外傷者本人に理解してもらい社会復帰への努力を続けていくことの家族の負担は大きい．多職種の専門家を含めた支援体制づくりが重要である．

一般就労が難しい場合は福祉的就労に進み，社会性を高めていく．長年にわたり支援を継続しなければならないが，若年層が多いので長年かかって障害が改善し，就職に至る例もしばしばみられる．

III章 ことばの障害とリハビリテーション―応用編―

3) 右半球損傷

右半球損傷による注意の障害，半側空間無視，情緒障害，プロソディ障害を示す者にコミュニケーションの問題が出現する．発話の感情的なメロディ（プロソディ）を加えて表現することができない．また他者の考えや感情を理解することが困難で，会話相手の立場に立ったコミュニケーションが難しい．右半球は左半球の言語野の活動を支える背景としての諸機能を担っており，右半球損傷の結果としてこれらの障害が出現すると考えられている[4]．

①単語の意味の障害：呼称，単語の理解，命令に従う，語の列挙，読み書きに軽い障害を示す．語の意味の説明や比喩の理解など，比較的難しい課題が困難である．

②言語行動に付随して生じる表現行動の障害：ジェスチャー，表情，話のメロディといった非言語的手掛かりの意味を理解することができず，そのために全体のテーマがとらえられず，自分の意図を表現することが困難になる．

③談話のテーマの障害：複雑なコミュニケーションにおいてテーマや要点を伝えることが困難となる．談話について誤った解釈をし，その解釈を変更することが難しい．

④談話における選択と統合の障害：話の流れをとらえることに障害を示す．前後の文のつながりから適切な情報を選択することに障害がある．また，注意の障害によって不適切な情報を除外し，重要な情報を見出す能力が制限される．

⑤談話における情報内容の問題：急性期では一定の話題を維持できず，話が脱線し，興味が散る．発言内容が反復的で概念が不明確であり，表現したいことをうまく言い表すことができない．

⑥談話の言外の意味・比喩・ユーモア理解の問題：談話の内包的意味が明確に表現されていない場合には理解できない．

⑦解釈の修正の問題：新しい情報に対応して解釈を修正するための関連情報が考慮できず，全体としての意味がとらえられない．

⑧発話の感情的表現の障害：発話の感情的表現を解釈し，表出することに困難がある．話をする時に単調で，反応が乏しく，自分の障害に対しても何の感情も示さない．この症候は無関心反応と呼ばれる．

⑨発話のプロソディ理解・表出障害：発話のプロソディ特徴を認知し，表出することに障害がある．右半球損傷により音の高さの知覚が障害され，その結果プロソディ理解障害が出現する．プロソディ理解には注意の障害も影響する．また，声の高さを変えることでプロソディを表出することができない．

右半球損傷者のコミュニケーション障害の背景には他者の気持ちや感情を理解し，自らの感情を表現することの障害があり，空間認知などの症状とともにコミュニケー

4　ことばの障害（成人）とリハビリテーション

ション行動を評価する．普段は反応性が乏しいが，いったん活動を開始すると速い
ペースで行動し，失敗しやすい．他者に関心を示さず，表情も乏しい．このようにコ
ミュニケーションの基盤である社会的認知の障害がある．脳外傷者は中高年であるこ
とが多く，社会復帰は困難であり，家庭内でも孤立してしまう．脳外傷者を理解し，
応対してくれる人間関係・支援者の存在が重要である．

4）認知症

　　認知症は，その原因も評価および治療も多岐にわたる．ここでは認知症を生じさせ
る神経変性疾患で生じる失語症と認知コミュニケーション障害について紹介する．
　　認知症により進行性の失語症が出現することを原発性進行性失語（primary pro-
gressive aphasia：PPA）と呼ぶ．脳萎縮が進行する部位に応じて進行性非流暢性失
語，意味性認知症およびロゴペニック型進行性失語の3型が知られている．進行性非
流暢性失語の萎縮部位は大脳前部で，先に挙げた失語症の要素的症状は発語失行/失
構音と文産生障害である．意味性認知症の萎縮部位は側頭葉前部で，要素的症状は単
語理解障害である．ロゴペニック型進行性失語の萎縮部位は頭頂葉と側頭葉の大脳後
部で，要素的症状は喚語障害と音韻性錯語を示す．
　　また，認知症では語彙などの言語機能自体の障害と注意，推理などの認知能力，記
憶能力に障害が出現し，それによってコミュニケーション行動に問題が生じる．発症
後初期には単語の想起困難や語彙の減少が生じ，新しい情報の理解が困難になる．そ
のため会話を開始する適当なタイミングを逸し，ユーモアや皮肉などの理解が困難に
なる．中期になるとカテゴリーを与えての語列挙が困難になり，会話中にも語想起の
困難が目立つ．物品の呼称が困難で，使用する語彙が更に減少する．話している文が
途中で途切れ，文法的に複雑な文の理解が困難になる．概念の反復が頻繁に起こり，
話題を忘れる．過去のことや些細なことについて話す．挨拶をせず，会話の相手への
配慮に欠ける．更に後期になると顕著な喚語障害を示し，語の理解が不良で，錯語や
ジャルゴン（後述）もみられる．文の途絶が頻繁となる．ほとんどの品詞の理解が困
難になり，関連性のある概念をまとめて話すことができず，意味のない内容が語られ
る．意味のある発話のほとんどは過去の出来事の繰り返しとなる．周囲の状況や文脈
に注意を払わず，他人に対して無関心である．緘黙（かんもく）や反響言語*もみら
れる．
　　高齢者の増加とともに認知症を生じさせる神経変性疾患により失語症や認知コミュ
ニケーション障害を示す人が増加している．全般的認知機能の低下が前景に立って，

▶Foot Note

*反響言語：目の前の人の言葉を模倣して繰り返すこと．

Ⅲ章　ことばの障害とリハビリテーション―応用編―

これらの障害を見過ごさないことが重要である.

2　評価と介入

1）失語症

　　失語症では失語症検査結果と言語症状から介入計画が立てられる[2].　標準失語症検査（standard language test of aphasia：SLTA）は言語モダリティ間の成績比較が行いやすく，成績を言語の処理過程モデルに関連付けて分析しやすい．SLTA は「聴く」聴覚的理解，「読む」漢字読解，仮名読解，「話す」復唱，自発話（呼称，動作説明，まんが説明），漢字音読，仮名音読，「書く」自発書字・書き取り（漢字・仮名）の各言語機能について，音節（仮名 1 文字），単語，短文，文章の各レベルの課題が構成されている．検査に使用される語彙や文は同一のものが各モダリティで使用されており，モダリティ間での成績差を分析できる.

　　SLTA の因子分析では書字，発話および聴覚と視覚を含む言語理解の 3 因子が抽出され，因子構造に対応した評価尺度を構成している．この総合評価尺度は書字 4 点，発話 3 点，言語理解 3 点，合計点 10 点で，言語モダリティ別の得点と合計点で重症度を表現することができる[5].

　　失語症検査の成績は言語処理に関わる認知過程のモデルに基づいて分析されることが多い．言語の処理モデルでは発話表出には意味システム，音韻出力辞書，音韻出力バッファの 3 つのプロセス，聴覚的理解には聴覚的音韻分析，聴覚入力辞書，意味システムの 3 つのプロセスが設定されている．これらのプロセスは語彙の意味，語彙，音韻の 3 水準の表象に対応している．発話表出の過程を取り上げると，語彙表象の選択が意味システムで行われ，音韻出力辞書で音韻表象を選択し，音韻出力バッファで音韻列が形成される．聴覚的理解では聴覚的音韻分析の段階で語音の同定が行われ，音韻入力辞書で音韻列が単語として認識され，意味システムで語彙の意味が抽出される．このような言語情報処理のどの段階で障害が出現しているのかを検討することで介入の焦点を明らかにすることができる.

　　このように失語症では，種々の言語機能の間に成績差がみられ，例えば，ある単語を理解することはできるが，その単語を話すことができないとしたら，その単語の知識は脳内に残されており，話す際にはその単語の知識を活用できない．脳内に残された言語知識を不良な言語機能でも活用できるように，良好な言語機能と不良な言語機能を組み合わせて刺激する訓練が基本となる．そのうえで，言語機能の障害されたプロセスに応じた言語知識の学習が必要になる．小嶋は**表 2**[6]のように認知神経心理学的モデルの要素的症状別に対応した言語訓練法を示した．言語の入力から出力に向

4　ことばの障害（成人）とリハビリテーション

表2　言語障害の段階に応じた評価・訓練の方法

障害	病巣	評価方法および関連症状	言語訓練
音響分析障害（ことばの聞き取り障害）	ヘシュル回，聴放線	語音弁別検査	2つの言語音の聞き分け，前後の文脈から推測
音韻照合障害（ことばの聞き取り困難，語音弁別検査良好）	第2次聴覚野，ウェルニッケ野	仮名1文字の聴覚指示	聞き取った言語音と仮名1文字の照合
語彙照合障害（音韻・音韻列を語彙と照合する段階の障害）	中・下側頭回	語彙判断検査	比較的長い音韻情報を入力，語彙単位に切り出し，切り出した語彙を理解する
意味照合障害（意味記憶へのアクセス障害）	中・下側頭回	単語の聴覚的指示，類義語判断検査	同上
語彙想起障害（出力語彙辞書へのアクセス障害，語性錯語，迂言）	中・下側頭回	語性錯語，迂言	復唱，仮名単語音読，漢字単語読解，良好な言語モダリティを刺激，対話を重視した訓練，意味セラピー
音韻想起障害（出力音韻辞書へのアクセス障害）	ブローカ野近傍	1モーラずつ探索するような途切れがちな発話，音の歪みなし，1モーラずつ表出した音韻を連続的に発話することに困難，モーラ数が多くなるほど発話が困難	音韻の想起，音韻操作全般へのアプローチ
音韻配列障害（想起した音韻を指定通りに配列，発話終了時まで短時間把持の障害）	弓状束・縁上回	モーラの転置を中心とする音韻性錯語・錯書	音韻の配列
構音運動の想起障害（アナルトリー，発語失行，独特の音の歪みを特徴とする発話障害）	中心前回下部	聴覚印象評価，サウンドスペクトログラム	構音動作の促通，再学習

（文献6）より作成）

かって**表2**の8段階を想定した[6].

　失語症の回復は，急性期には著しい．1日で症状が変化しているし，刺激してすぐに言語反応が改善したりする．一方，失語症状は数年間にわたって，ゆっくりと回復していく．発症後の経過に伴って，失語症者自身の目標に合わせて，必要な言語機能を訓練していく．

Ⅲ章　ことばの障害とリハビリテーション—応用編—

2) 脳外傷

　　脳外傷では，前頭葉を中心とした大脳連合野の広範な損傷によって注意，記憶，遂行機能および社会的行動などの障害が出現する．これら複合的な高次脳機能障害によりコミュニケーション行動に障害が出現する．脳外傷により言語野が損傷を受け，失語症が出現することもあるが，認知機能障害に伴うコミュニケーション障害者では構音，意味，文法上の誤りはなく，評価に談話分析および語用論的分析が用いられる[3]．

　　談話では話の流れに従って個々の発話が出現する．まず話す内容が生まれ，用いる単語や文法的表現が決まる．まんがの内容を物語る際に，話者はまずまんがの全体的なテーマを理解し，次にどのように述べようかと考え，その後に文や単語の表現形式を決める．最終的に表出される談話は社会的な常識からも，ことばの意味にも誤りがなく，談話のなかで表現された一つ一つの出来事のつながりに矛盾がなく，関係のない事柄は最低限にとどめる必要がある．このような条件を満たす談話が伝わりやすい．

　　談話は統語機能，表出量，内容，結束性，整合性，話題，代償手段の面から分析される．

　　①統語機能：統語機能の指標として特定の話題に関する発話標本当たりの句の数や，その他の文法的複雑性の指標が用いられる．このような分析によると脳外傷者の発話の長さや文法的構成は健常者と同様であるが，文法的な誤り，すなわち主語，主動詞，機能語の脱落が多かった[7]．

　　②談話の表出量：発話時間や発話表出の量について音節，単語，文，情報・内容的な単位などの表出量などが検討される．脳外傷者の談話の表出量が限られており，重症者では軽症者に比べて少なく，談話の長さが短い．

　　③内容：脳外傷者が物語の談話で表出する情報は，量的には健常者と変わりがなくとも，より多くの単語数と時間を要し，不正確な内容が混入する．また，絵に基づいて物語る場合に絵のなかで焦点となる事項を誤る．また，物語を再度語る課題では聴覚言語性の記憶低下が関与する．

　　④結束性：結束性とは談話を構成する発話の間で言語表現により，つながりを示すことである．物語を聞いて，それを再度説明してもらうと健常者と脳外傷者との間に結束性の点で相違は認められないが，物語を自ら話してもらうと結束性に相違がみられる．物語を自ら説明する場合には脳外傷者は結束性をもって表現することが困難である．また脳外傷者は物語を構成する能力に低下がある．

　　⑤整合性：結束性が言語表現上のつながりであるのに対し，整合性は内容上のつながりである．脳外傷者では絵を見せて物語を言う場合に刺激図版の知覚的特徴に引きつけられて物語を展開してしまい，絵に表されている個々の事物の間の内容的関連性のつながりが用いられることは少ない．また，軽度の外傷性脳損傷者を

対象として WAIS 知能検査の絵画配列の説明を行わせたところ，配列の正確性，内容の本質的情報，正しい物語，内包された意味に関して，健常者との間で有意な成績差が認められた[8]．

⑥話題：脳外傷者では，結束的ではない話題の変更が行われ，用いられている観念が曖昧で，不完全であった．この結果話題の連続性が低下している．

⑦代償手段：脳外傷者が用いる代償方略は，文を単純にし，繰り返して話す．また，言い換えたり，話題を変更したりする．ジェスチャーやプロソディなど非言語的手段を使用する．

　訓練では，物語の要素を利用する．物語には基本的な要素があり，場面の説明，始まりの出来事，心理的な反応，試み，その結果および結末である．4 コマまんがではこのような物語の構造がよく反映されており，これを題材にして個々のコマに表されている出来事の間に明確で論理的なつながりを作る．

　また，社会的行動の直接的な訓練として生活技能訓練を行う．そのプロセスは行動のリハーサル，フィードバック，促進，モデルの呈示，変化のプログラム化である．特に反社会的行動に対する適応的なコミュニケーション方法を教え，反社会的行動を社会的に受け入れられる行動に変更することを援助する．会話を通じて適応的なコミュニケーション方法を獲得させるには，第一に会話相手が協力的なコミュニケーションスタイルを示し，脳外傷者の感情，関心を尊重する．記憶の障害を支えるためにカレンダー，写真などを提供する．要求的な質問は避け，応答に手掛かりを含むような質問を行う．適切な会話のターンをとり，語想起の困難などには助けを出す．また第二に脳外傷者の思考をまとめ，拡大するために興味ある話題を導入する．会話上で情報を可能な限り明らかにするためには出来事の時間的順序，因果関係などに従った説明をする．話題が変わった時は，前の話題とのつながりを示す．問題と解決に関する説明を求める．他の人の心理状態を推定してもらう．

3）右半球損傷

　右半球損傷の全ての患者がコミュニケーション障害を示すわけではなく，特に半側空間無視を中心とした右半球症状，注意機能や心の理論の障害を呈する者でコミュニケーション障害が出現しやすい．したがって，認知コミュニケーション障害とともに右半球症状に対する訓練も行う．

　談話の障害に対する訓練として，有用な情報の増加，精緻な推理，談話に含まれる別の意味の抽出，いったん行った推理の修正といった課題を行う．

　推理と主題構造を生成するために絵のシーン，物語，会話の総括的主題を考える．具体的には絵の題目，ニュースの見出し，主題を述べてもらう．

　言語表現の多義的な意味を理解し，調整する課題として，語彙の多義性を理解する，

Ⅲ章　ことばの障害とリハビリテーション―応用編―

文章や言語表現の真意を見出す，字義通りでない表現を理解する課題を行う．具体的には，文脈に基づいて多義的な語彙の意味を明らかにする，隠喩などの喩えを解釈する，多義的な文の複数の意味を考える，意図を明確にするために文を追加する，などを行う．

　様々な場面における社会的コミュニケーションの技能を高めるために1対1のリハーサル，ロールプレイ，集団訓練を視覚的・言語的フィードバックやモデリングを用いて行う．会話スキルとしてうなずきやアイコンタクトなどの会話技法を使用する．ターン交替が少ない，他者の発言を遮る，突然開始したり，終了したりする，といった会話の阻害行動を減らす．会話相手のことばを積極的に聞き，非言語的なコミュニケーションの手掛かりを用いる．自分の感情を抑え，社交的表現を加える．自分の信念が他者の信念と異なることを理解し，他者の信念を理解するために自分の信念を抑制する．

　プロソディの訓練では音高，音量，リズムの変化に注目する．表出を直接訓練する際には幸福，悲しみ，驚きなど，プロソディを変化させて文を復唱，音読する．模倣・モデリングを斉唱，復唱，自発表出の順で行う．目標音声のプロソディ特徴を認知する課題として，文を聴いて怒り，驚き，悲しみなどの感情を同定する．

3　近年の臨床・研究の動向と今後の展望

　ランダム化比較試験により失語症言語療法効果が検証された[7]．言語療法と言語療法なしを比較すると，言語療法が患者の機能的コミュニケーション，言語理解および表出に有意な効果が認められた．異なった言語療法間での比較では，成果に有意な差がみられなかった[7]．

　CI失語症療法（constraint-induced aphasia therapy：CIAT）は音声言語を短期集中的に使用する治療方法で，音声言語の使用を強化し，代償戦略の使用を減らす．通常2週間で30時間の訓練を行い，慢性失語症者の発話改善に効果が認められている．CIATの方が他の失語症治療よりも有効性が高いかについては明確には示されてはいない[9]．

　機能的神経画像により言語機能を改善するための神経メカニズムが検討されている．脳卒中発症後長期経過した失語症の人に対して呼称訓練を行い，補助的介入として経頭蓋直流電気刺激法（transcranial direct-current stimulation：tDCS）を行った．その効果を検討するためにランダム化比較試験を行った．偽のtDCSと比較するとtDCSの治療前後の呼称成績は70%増加した[10]．

　脳外傷後の認知リハビリテーションのためのINCOG2.0ガイドラインが作成された[11]．認知コミュニケーション障害者のリハビリテーションは病前のコミュニケー

4 ことばの障害（成人）とリハビリテーション

ション状態，その人のニーズ，目標，スキルに合わせて個別に計画する．個人療法とともに会話相手のトレーニング，グループ形式での社会的コミュニケーション訓練を行う．社会的コミュニケーションを改善するために，遠隔リハビリテーション，重度のコミュニケーション障害者への拡大代替コミュニケーション（augmentative alternative communication：AAC）の提供が勧告された．

　失語症および認知コミュニケーション障害に対して対話者と障害者の半構造化対話を行う治療ジャンルとして「共同構築コミュニケーション介入（co-constructed communication therapy）」という用語が提案された．言語・非言語を含むコミュニケーションや対話者間の役割演技などの形式で，共同ストーリーテリングや問題解決などを介入課題とする．

4 印象に残る患者さん

　意味性ジャルゴン*の患者における病識とジャルゴン症状の経過的変化を示す．

　60歳代，女性（以下，Bさん）．脳梗塞．軽度の右不全麻痺．左下前頭回から側頭葉および頭頂葉に至る広範な病巣を有していた．入院時（発症1ヵ月時）にはいたって朗らかで明らかな病識の欠如をみせた．自発話は流暢，多弁で，言語訓練場面でも病室でもいったん話し出すと相手がさえぎるまで話し続けた．発話から言いたいことを推測することは困難であった．語音認知は良好で，日常生活では短文レベルまではぼ理解された．使用する単語の種類は少なく，同じ単語が使われる頻度が高かった．当初は「わかんにゃ」，「先生」，「お父さん」を繰り返し発話していた．それらの単語は脈絡もなく使用されることが多かった．

　入院時のSLTA成績は語の聴覚的理解が1問正答したのみで，問題の教示もよく理解されなかった．言語訓練は単語の聴覚的理解，漢字読解，復唱，漢字音読，呼称および漢字書字を系列的に実施し，自由会話を行った．当初から課題を与えられている状況をよく理解し，積極的に取り組んだ．入院1ヵ月後には，錯語が減少し，Bさんの対話相手はBさんの発話を理解しやすくなった．また，聴覚的理解と漢字読解および復唱が改善した．自由会話では，言語聴覚士が聞き取った内容をノートに記入し，Bさんに内容の成否を確認した．その後，音読も改善した．入院後3ヵ月以降，発話量は減少し，発話速度が遅くなり，相手の話を聞こうとする姿勢がみられた．目標語を産出する際の休止が増加し，音の探索が増加した．同じ単語を用いる頻度が減少し

▶Foot Note

***意味性ジャルゴン**：あらゆる型の単語の言い誤り，迂言，意味性錯語，文の中断がみられ，音韻性の誤りは含まれない．流暢性，復唱は保たれ，喚語困難は重度で，口頭および文字言語全般に重度に障害される．失語症のタイプのうえでは超皮質性感覚失語である．

た．入院 4 ヵ月ぐらいから集団訓練において他の患者の話に耳を傾け，自分の発話について「わかる？」と確認するようになった．理解の改善に伴い自己の発話のフィードバックが多少可能になり，それによって次のような病識，感情面の変化が出現した．

　失語症状に関する疾病無関心はウェルニッケ失語に多く，特にジャルゴンは自己の発話に関する疾病無関心によって表現されたものとの考え方もある．入院後 3 ヵ月たって「いつまでこんなことをしてたらいいのか」，「いつになったら良くなるのか」などと言うようになった．入院 4 ヵ月後には課題がうまくできないことに対して泣き，「もう死んでしまいたい」などと悲観的な反応を示した．このような病識の進行に伴い発話時や課題遂行に際して緊張を示した．本人の障害認識および心理状態の変化により言語行動が大きく変わるプロセスを，言語聴覚士として B さんとともに歩む貴重な体験であった．

文 献

1) 大槻美佳：言語機能の局在地図．高次脳機能研 27：231-243，2007
2) 種村　純編著：失語症 臨床標準テキスト．医歯薬出版，2019
3) McDonald S et al eds：Communication Disorders Following Traumatic Brain Injury. Psychology Press, 81-112, 1999
4) 宮森孝史監訳：右半球損傷 認知とコミュニケーションの障害．協同医書出版社，2007
5) 種村　純ほか：失語症言語治療例の改善パターン―SLTA 総合評価尺度による検討―．失語症研 5：709-716，1985
6) 小嶋知幸：失語症セラピーにおける認知神経心理学的アプローチについて．認知神経科学 11：59-67，2009
7) Cicerone KD et al：Evidence-based cognitive rehabilitation：systematic review of the literature From 2009 through 2014. Arch Phys Med Rehabil 100：1515-1533, 2019
8) Prutting CA et al：A clinical appraisal of the pragmatic aspects of language. J Speech Hear Disord 52：105-119, 1983
9) 金森　雅ほか：Constraint-induced aphasia therapy を実施した慢性期 Broca 失語症患者の 1 例．Jpn J Rehabil Med 55：1036-1041，2018
10) Fridriksson J et al：Transcranial direct current stimulation vs sham stimulation to treat aphasia after stroke：A Randomized Clinical Trial. JAMA Neurol 75：1470-1476, 2018
11) Togher L et al：INCOG 2.0 Guidelines for Cognitive Rehabilitation Following Traumatic Brain Injury, PartⅣ：Cognitive-Communication and Social Cognition Disorders. J Head Trauma Rehabil 38：65-82, 2023

（種村　純）

言語聴覚士と AI

　昨今急速に発展している生成 AI（artificial intelligence；人工知能）は，膨大なデータから，単語列の次に出てくる単語を予測するという機械学習の積み重ねによって，実用的な能力を向上させている．そのリアリティから，一見，人のことばを理解して対話を行っているようにも感じられる．また人間だからこそできていた仕事が生成 AI に奪われるのではないかという危機感も生じ，生成 AI にとって代わられる仕事がリストアップされたりしている．言語聴覚士（ST）は，ことばや聴覚に障害がある児者のコミュニケーション能力を評価し，治療を行う専門家であるが，ST の仕事は AI にとって代わられる可能性があるのだろうか？

　まずはコミュニケーションがどのように成り立っているのか考えてみたい．ことばは音声や文字を用いて情報を伝達し，意思疎通を行うための道具である．例えば通常の速さで，「リンゴ」と言う場合には 1 秒もかからない．ことばは伝達に時間もかからず便利かつ重要な道具である．しかし，コミュニケーションはことばのみを用いて行われるのではなく，他者との関係性，話し手の意図，お互いが持っている常識，状況文脈など，様々な知識を用いて行われる．先ほどの「リンゴ」を例に考えると，アウトプットとして出てきた表現は「リンゴ」であっても，話し手の意図としては，①そこにあるものは「みかん」ではなく「リンゴ」だとわかった，②私は今「リンゴ」を食べたいと思っている，③私は「ぶどう」ではなく「リンゴ」が好きだ，④目の前に突然「リンゴ」が転がってきて驚いたなど，いくつか考えられる．聞き手は，状況に応じて話し手の意図を瞬時に判断し，即座に反応する．話し手と聞き手が役割を交換しながら，相互に協力しあって，円滑なコミュニケーションが進められる．

　このようなコミュニケーションの成り立ちを，AI は理解できるのだろうか．現段階では，AI が相手の気持ちやことばの周りにある背景を理解して，適切に応答するのは難しいと考えられている．

　ST には，臨機応変な対応が求められる．例えば，重度失語症者が，言語訓練の場で，何か言いたいそぶりをみせていたとしたら，ST は，様々な方法を用いて失語症者の言いたいことを探り当てようとする．Yes-No 質問をしたり絵を描いたりする，失語症者が言いたい内容の範囲を狭める，選択肢を提示する，確認のためもう一度聞く，失語症者の表情を見るなど，いくつかの方法を用いる．身振りやジェスチャーなどの非言語的なコミュニケーション手段も駆使する．

　また患者との信頼関係や共感，倫理的な判断も大切である．仮に AI に倫理的問題を質問し，その回答が得られたとしても，その回答の妥当性や実行可能性については，ST 自身で判断する必要がある．更に ST には，コミュニケーション障害児者がどのような生活を

III章　ことばの障害とリハビリテーション―応用編―

しているか，どのような困りごとを抱えているか，ニーズは何かなど，当事者の視点に寄り添って理解し関わることが重要である．

　このように様々な能力を柔軟に使いこなすSTの仕事を，データの積み重ねで学習しているAIが行うのは難しいと思われる．テキスト生成やビッグデータ解析，診断支援システムなど，個別のスキルに関しては，人を凌駕するAIが開発されているが，広範な知識と認知能力を用いて複数のスキルを使いこなす汎用型AIはまだ実現していない．状況に応じて切り替えて複数のスキルを用いることができるのは，人間のみである．AIは今後も飛躍的な発展を遂げると思われるが，AIを使いこなすのは人である．音声を数の並びとしてコンピュータ上で処理しているAIは，患者の発音の反復練習などには有効かもしれない．AIの使える部分は使用しながら，人である自分にできることを考え工夫していくことが重要である．STという職業について，あらためて考えることが必要な時期であるともいえる．

（吉畑博代）

【Ⅲ章 ことばの障害とリハビリテーション―応用編―】

5 食べることの障害とリハビリテーション

本項目のポイント

☑ 摂食嚥下障害は，飲食物の認識から口への取り込み，嚥下に至る一連の動作に何らかの支障をきたしたために起こる障害で，誤嚥や窒息の危険性をはらむ．

☑ リハビリテーションを成功させる鍵は，正確な評価により問題点に働きかけることである．言語聴覚士の綿密な評価と介入方針の立案がポイントとなる．

☑ 機器を用いた評価や訓練が導入され，より科学的根拠に基づいたアプローチが期待されている．一方，小児や高齢者への丁寧な個別対応も重視したい．

☑ 回復期リハビリテーション病院を退院後，耳鼻咽喉科医と協働し長期間の外来リハビリテーションを経て経口摂取確立へ至ったワレンベルグ症候群の症例を紹介する．

○ Key Words 摂食嚥下のプロセス，摂食嚥下の発達と老化，摂食嚥下の障害

---

1 障害の種類と性質（メカニズム）

1）摂食嚥下のプロセス

a. 人間らしい食の意義

　私たち人間は，様々な飲食物を経験に照らし合わせて認識し，口へ運び，口に取り入れたものを咀嚼し，飲み込みやすい形に食塊を形成し飲み込むという摂食嚥下の行為を続けて生命を維持している．また，単に生命維持の目的ばかりでなく，食を楽しんだり健康維持のための工夫をしたり，食行動を他者と共有することで同時にコミュニケーションを拡げ社会生活の意義や楽しみを深め，愉しみとする行為を続けている（図1）．

b. 摂食嚥下の発達と老化

　摂食嚥下に関する器官とその機能は，胎生期から発達を続け，身体の他の器官と同様に個別の器官の機能が分化・統合されながら発達を続ける．胎生8週から哺乳に関

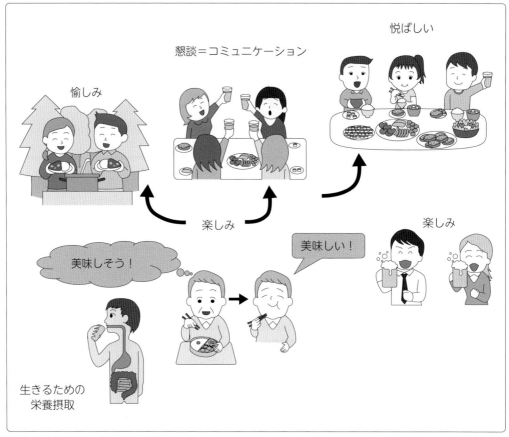

図1 人間らしい飲食のたのしみ

係する反射がみられるようになり，胎生24〜32週では探索反射や吸啜反射がみられる[1]．そして，出生と同時に肺呼吸を始め，口腔から咽頭を使い哺乳を始める．哺乳に関係する運動は，本人の意思にかかわらない原始反射優位の運動によって営まれる．原始反射は生後4〜6ヵ月で消失し，乳歯の萌出（生え始めること）や消化管の発達と相まって離乳食の摂食を進めることができるようになる．飲む・食べる機能の発達過程の概要を**図2**に示す[2]．口唇，下顎，舌などの口腔器官が**図2**に示すような経過を経て発達し，箸を使って自分で食事ができるようになるのは，およそ3〜4歳である．その後，様々な経験を経て食べる機能や食行動は発達し，6歳から12歳頃に乳歯が抜けはじめ，12歳から14歳の間に永久歯への生え変わりが完了する．永久歯が揃うと，咀嚼力がより強くなり食行動は更に展開できるようになる．

　加齢による身体機能の低下は個人差や身体部位による違いが大きいが，嚥下機能の低下は60歳代から始まるといわれている．高齢者の摂食嚥下器官や機能の特徴を**図3**に示す[3]．口腔，咽頭，喉頭から食道にかけての各器官の器質的な環境や機能的な低下がみられることに加え，全身の筋力低下の影響を受ける姿勢の変化や呼吸器系の機能低下が複合的に起こり，摂食嚥下の活動に悪影響を与える危険性が高まる．また，

5 食べることの障害とリハビリテーション

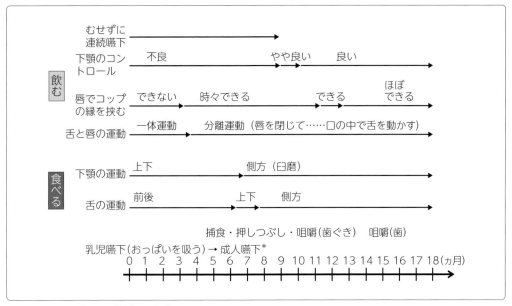

図2 飲む・食べる機能の発達
*成人嚥下：口唇を閉じ，舌を硬口蓋に押しつけながら食塊を咽頭へ移送させ，嚥下反射によって咽頭から食道へ流入させる．嚥下の瞬間に呼吸は停止する．

（文献2）より改変）

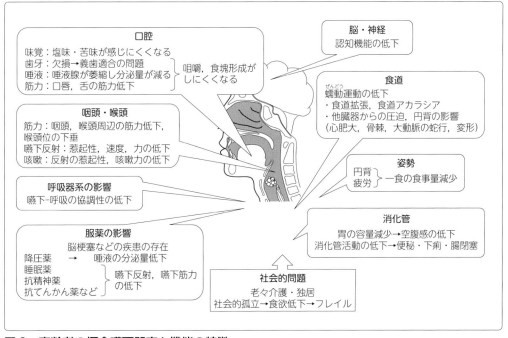

図3 高齢者の摂食嚥下器官と機能の特徴

（文献3）より改変）

Ⅲ章　ことばの障害とリハビリテーション─応用編─

服薬の影響などにより唾液の分泌が低下し，口腔内が乾燥して咀嚼がしにくくなることや嚥下反射が起こりにくくなる，筋力が低下するなどの問題が起こる可能性がある．

更に生活環境として老々介護といわれる状況で心身ともに余裕のない生活や，社会的に孤立して望みや楽しみが乏しい生活状態により食欲が低下すると栄養状態が低下し，フレイルと呼ばれる虚弱な身体状況に陥る危険性が高まる．この悪循環のサイクルを断つよう，早期に問題に気づき対応するための取り組みが，各地域の地域包括支援センターや介護予防教室などにより進められている．言語聴覚士もコミュニケーション活動の支援を含めて，地域活動への参画が期待されている．

c. 摂食嚥下障害の原因と病態[4]

摂食嚥下障害は，飲食物の認識から口への取り込み，嚥下に至る一連の動作に何らかの支障がきたされたために起こる障害である．機能障害がある部位により，口へ取り込みにくい（取りこぼし），咀嚼が十分にできない（咀嚼不全），飲み込みにくい（嚥下反射惹起不全，食道入口部開大不全），飲み込みきれない（食物の咽頭残留，喉頭侵入）という問題が起こり，誤嚥や窒息の危険性をはらむ．摂食嚥下障害の原因と病態を以下に示す．

まず，器質性嚥下障害について，飲食物を通す通路の異常として概観する．疾患は各部位の腫瘍，外傷や手術によるもの，異物を入れたことによる症状，各器官の奇形によるもの，その他に分類される．

続いて，運動障害による嚥下障害（運動障害性嚥下障害）を嚥下の状態の異常としてみる．脳血管障害では脳の損傷部位によって，偽性球麻痺やワレンベルグ症候群などによる摂食嚥下障害が起こる．頭部外傷による脳損傷では，脳挫傷，くも膜下出血，硬膜外血腫，びまん性軸索損傷などが起こる可能性があり，それぞれの損傷部位によって摂食嚥下障害が起こる．筋萎縮性側索硬化症，パーキンソン病や多系統萎縮症などのパーキンソン症候群を引き起こす変性疾患では，それぞれ特徴的な摂食嚥下障害の症状をきたす．その他，重症筋無力症や筋ジストロフィーなどの筋疾患，腫瘍性，手術や外傷によるもの，毒素による中毒，内分泌疾患，脳性麻痺，食道アカラシア，食道痙攣などにより摂食嚥下障害が起こることがある．

器質性嚥下障害，運動障害性嚥下障害とは異なるものとして，機能性嚥下障害とする分類がある．咽頭炎，扁桃（周囲）炎，多発性口内炎などは摂食嚥下に支障をきたす要因となる．また，ヒステリーや拒食症などの心因性の摂食嚥下障害も機能性の障害とする．

先天性，後天性の発達障害に伴う摂食嚥下障害には，脳性麻痺，精神発達遅滞，ダウン症候群などの染色体異常，自閉症などの行動異常，ピエールロバン症候群，トリーチャーコリンズ症候群，ディジョージ症候群，コルネリア・デ・ランゲ症候群などによるものがある．筋の低緊張や摂食嚥下器官の奇形，形成不全，喉頭形成不全，

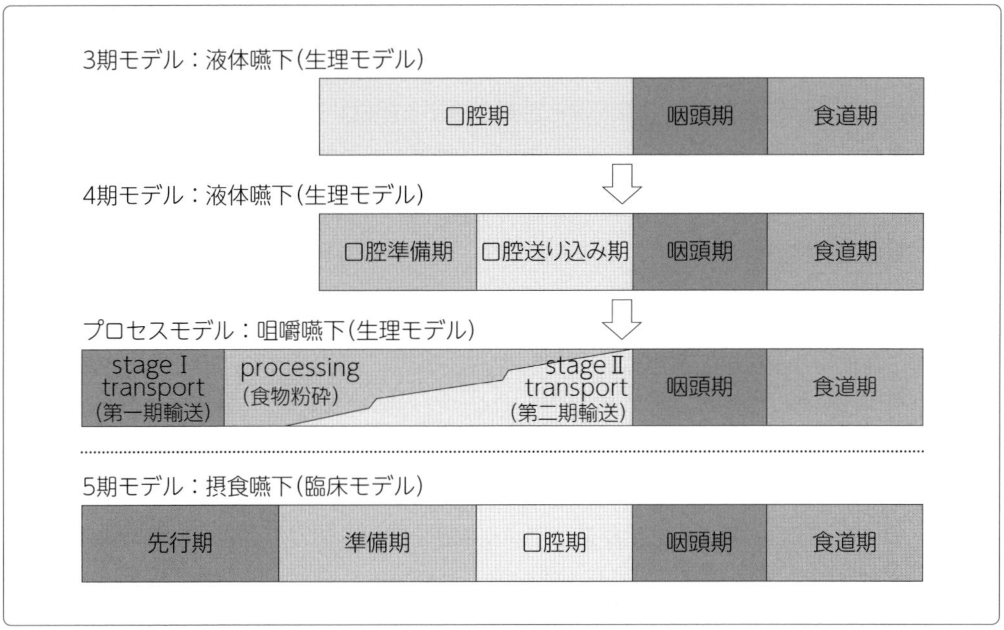

5 食べることの障害とリハビリテーション

図4　嚥下理論のモデル

(文献3, 5〜7) より)

胃・食道逆流などの自律神経不全による摂食嚥下困難の症状などがみられる可能性がある.

　以上の疾患により発症する摂食嚥下障害の障害像を, **図4**に示すモデルに沿って説明する[3,5〜7].

　まず, 液体嚥下, 咀嚼嚥下共通の臨床モデルである5期モデルで先行期の問題をみる. 食物の認識, 食具（箸やスプーンなど）の適切な選択, 口まで運ぶ腕の操作などがスムースに進まず, 口へ取り込めない, うまく取り込めないために取り込んでからの咀嚼運動などがなめらかに始められない, という問題が起こる.

　次に, 液体が口に入ってからの動き（液体嚥下）について4期モデルでみる. コップやスプーンから取り込む際に, 唇でとらえることが難しいと外へこぼれる, 取り込みができても続く口腔内の送り込みが舌でうまくできないと飲み込みに至らない. あるいは速く咽頭へ進んでしまい嚥下反射が間に合わずにむせるなどの問題が起こる. 咀嚼嚥下については, プロセスモデルでみる. 口に取り込んだ食物を舌によって臼歯の上に運び咀嚼を始めるまでの時期をstageⅠ transport（第一期輸送）と呼ぶ. 舌が食物をとらえて運ぶ運動ができないと咀嚼を始めることができない. 続いて咀嚼し食物を唾液と混ぜて飲み込みやすい形にまとめる操作をprocessing（食物粉砕）, その食物を中咽頭へ運ぶ操作をstageⅡ transport（第二期輸送）と呼ぶ. この食物の輸送は咀嚼運動の最中に起こっており, 輸送しながら咀嚼を続ける. 舌と顎による咀嚼運動と咽頭への移送運動が巧みに進められないと, スムースな嚥下に至らせること

Ⅲ章　ことばの障害とリハビリテーション—応用編—

ができない.

　咽頭に移送された飲食物は, 嚥下反射が惹起すると食道へ駆出される. 流入速度の速い液体は口峡部（軟口蓋下端と舌背が接する部位）通過時, 固形物では stage Ⅱ transport の最中に嚥下反射が惹起する. 嚥下反射の惹起により喉頭が上前方へ挙上すると, 喉頭閉鎖, 声門閉鎖, 続いて鼻咽腔閉鎖が起こり, 更に咽頭筋の収縮により飲食物は食道へ流入する. 嚥下反射がタイミングよく起こり咽頭が収縮して食道へスムースに流入させることができれば, 1 回の嚥下が無事に終わる. 以上のようにこれらの過程のどこかに問題があり, 滞るとむせや誤嚥に至ることとなる. むせることで気管への流入を阻止できればよいが, むせる力が弱い, 咽頭・喉頭の感覚低下がありむせが生じないという場合は, 飲食物が気管まで侵入する（誤嚥）. 誤嚥の頻度や量が多くなると, 肺炎を発症する危険性が高まる. 誤嚥性肺炎を含む肺炎は日本人の死因の 4 位であり, 特に高齢化が進んでいる現在においてケアが必要とされる対象疾患である.

　また, 嚥下する力が弱いのに一口量を多く入れたり, 咀嚼しきれない大きさの食物を飲み込もうとすると窒息の危険も高まる.

　このように, 口腔, 咽頭の器官がそれぞれの役割を連携して果たすと, 摂食嚥下活動を安全に進めることができる. しかし, 疾患や加齢により様々な問題を抱えるとこの一連の機能が安全に果たせなくなることがある. また, 食事の摂取量が減ると低栄養や脱水に陥りやすくなり, 体力や免疫力を低下させる要因ともなり得る. 更に, 食事を楽しむという生きる楽しみが奪われることにもなりかねない. そこで, 可能な限り食の楽しみを減退させずに安全に食べることを目指したリハビリテーションとしての対応に期待がかかる.

2 評価と介入

1) 疾患背景と対応

　リハビリテーションを成功させる鍵は, 正確な評価により問題点を明らかにし, その問題点に働きかける的確な方法を選択してアプローチすることである. 摂食嚥下障害へのアプローチにおいて, 言語聴覚士は医師または歯科医師からの診断と訓練の指示に基づいて評価, 訓練を行う*. 疾患背景と対応の選択について概要を**図 5** に示す.

▶Foot Note

*言語聴覚士法に「第四十二条 言語聴覚士は, 保健師助産師看護師法（昭和二十三年法律第二百三号）第三十一条第一項及び第三十二条の規定にかかわらず, 診療の補助として, 医師又は歯科医師の指示の下に, 嚥下訓練, 人工内耳の調整その他厚生労働省令で定める行為を行うことを業とすることができる.」と規定されている.

5 食べることの障害とリハビリテーション

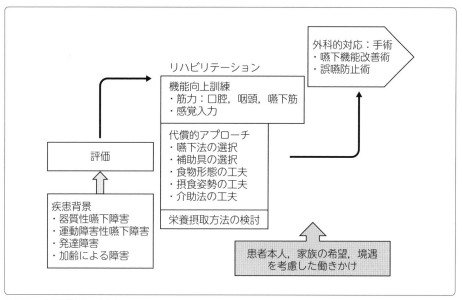

図5 疾患背景と対応

　対象患者の疾患背景をよく知ったうえで評価を行い，評価結果に基づいてリハビリテーションの内容を選択する．口腔，咽頭，喉頭周辺の機能向上訓練は細やかに段階設定をし，効果を確認しながら訓練を進める．摂食姿勢や介助方法の選択，食形態の選定は必要に応じて理学療法士，作業療法士，看護師，栄養士等と連携して行う．訓練遂行中も常に大切な栄養摂取方法や補助栄養についての検討は，管理栄養士と連携し医師に報告・相談をしながら進めるとよい．その際，患者本人，家族の希望や境遇を考慮した働きかけができるよう心掛けることも大切である．また，患者の疾患背景や重症度，経過期間等により，嚥下機能改善術や誤嚥防止術など外科的対応の適応についても検討できるとよい．

2）基礎評価の意義とリハビリテーションの適応

　次に言語聴覚士が行う評価の意義とリハビリテーションの適応について考えてみる（**図6**）[8]．図中①症状をみる＝評価は，症状を引き起こしている②原因・背景の理解を進めることである．例えば，むせるという症状を引き起こしている原因は何か，口腔内保持が困難で早期に咽頭に流入するためにむせるのか，嚥下反射の惹起が遅いからむせるのかなど，原因を追究する．症状を引き起こしている原因を突き止めることができたら，③その原因を改善させる方法（＝訓練法）を選択することができる．つまり，症状を引き起こしている原因・背景に働きかけることが訓練となる．そのようにして，的確に症状の背景に働きかける訓練が実施できれば，④問題となっている症状は改善へと向かうはずである．併せて患者は症状を抱えながらリハビリテーション

III章　ことばの障害とリハビリテーション─応用編─

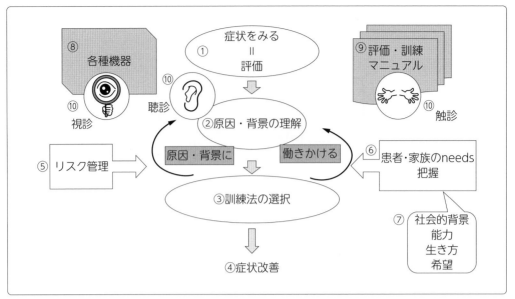

図6　基礎評価の意義とリハビリテーションの適応

(文献8) より改変）

に臨むので，⑤訓練遂行中のリスク管理を徹底すること，つまり誤嚥性肺炎などの問題を起こさないように注意を払いながら進めることが大切である．また，訓練を行うにあたり，⑥患者本人および家族のneedsをよく把握することも大切である．⑦これは最初の問診で確認したうえで，訓練を進めながら患者の社会的背景を視野にいれて，能力，生き方や希望などへの理解を深めるとよい．これらの評価を進めるにあたり，現在では⑧各種機器や⑨評価・訓練マニュアルが世に出ているが，個別性の高い患者の各器官の機能や心理的な変動による症状の変化は，一定の器械による計測や数値で表すこと以外に，言語聴覚士自身の⑩「見ること，聴くこと，触ること」（視診，聴診，触診）でわかることが多い．筋の力や感覚に低下があるからこそ，その力がどの程度弱いのかを言語聴覚士の指で感じながら，どのようにしたら力を引き出すことができるのかを考えながら評価を行うことが肝要である．⑤のリスク管理の項目として，**表1**に示す内容に注意を払うことが必要である．

3) 大切なフィードバック

初期評価のみでなく，日々の訓練の際に行っている口腔の運動や飲み込み方などについて，望ましくできていることをその都度患者にフィードバックすることが大切である．患者は不自由がありながら行っているリハビリテーションについて，それが正しいのか誤りがあるのか自身ではわかりにくいことが多い．的確なフィードバックは，患者の訓練意欲の維持や達成感の向上に貢献し，訓練効果を上げることにつながる．

表1　リスク管理項目

1) 37℃以上の**発熱**
2) **痰**の質量変化（増加，膿性痰）
3) 肺野の雑音など胸部聴診上の異常所見
4) 呼吸状態の変化（回数・音の異常）
5) 嚥下前後および日常の異常な**声質**（特に湿性嗄声）
6) 炎症反応（血液検査）：CRP（C反応性蛋白）値，白血球数，赤血球沈降速度（赤沈）の上昇
7) 体重減少
8) 患者自身の異常の訴え
9) 食事に時間がかかるようになる

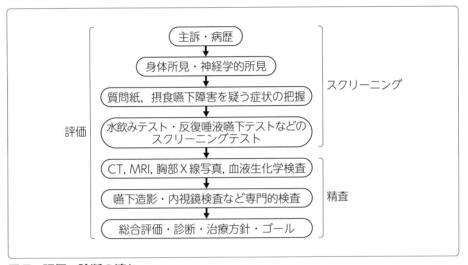

図7　評価・診断の流れ

(文献9）より）

　進行性の疾患など改善を望めるばかりではない患者に対しては，現在の状況を患者の立場にたってきちんと確認し合うことが大切である．そうすることで患者は，安全管理や生命維持のために必要なことの提案を受け入れやすくなるであろう．

4）評価項目

　摂食嚥下障害に対する一般的な評価・診断の流れを**図7**に示す[9]．言語聴覚士は，スクリーニング検査を担当し，精査である嚥下造影検査や内視鏡検査などに立ち会い，総合評価や治療方針について医師と相談する立場にあることが多い．身体所見や神経学的所見として，発声発語器官の形態，運動機能，感覚や反射，呼吸，発声，構音，歯牙の状況や咬合，口腔衛生等をチェックする．これらを行ったうえで水飲みテスト，反復唾液嚥下テスト（repetitive saliva swallowing test：RSST）などのスクリーニングテストを行う．また，経口摂取をしている場合は，食事場面の観察評価も

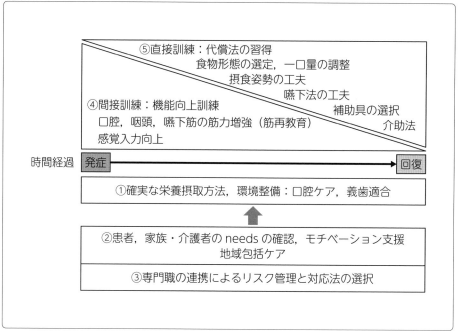

図 8 摂食嚥下障害のリハビリテーション

(文献10) より)

行う．検査や訓練の指示理解に影響する失語症や聴覚障害がないか，心理・社会的行動背景がどうかなどコミュニケーションに関する全般的な状況もチェックする．具体的な検査方法などは成書に譲る．

5) 訓練的介入

　摂食嚥下障害のリハビリテーションについて，脳血管障害による摂食嚥下障害など，回復へ向かう患者への対応を例に示す（**図8**）[10]．発症から回復へ向かう時間経過において，いつの時期にも大切なことは，①確実な栄養摂取方法が選択され，患者が元気にリハビリテーションに臨めることである．併せて口腔ケアや必要に応じて義歯が適合されるなど口腔環境が整備されることも安全にリハビリテーションを進めるために大切である．また，リハビリテーションを進める基本となる②患者，家族・介護者のneedsを確認し，モチベーションを支援すること，また地域包括ケアとの連携を図りながらそれらを進めることも，リハビリテーションスタッフにとって重要な働きである．そして，③医師をはじめとする専門職の連携によるリスク管理を行いながら対応方法を選択していくことが大切である．これらの基盤のうえに訓練手技を進める．

　摂食嚥下訓練は④食物を用いずに行う間接訓練と⑤食物を使って行う直接訓練に大別される．間接訓練は基礎訓練とも呼ばれ，摂食嚥下に用いる口腔，咽頭，喉頭周辺

5 食べることの障害とリハビリテーション

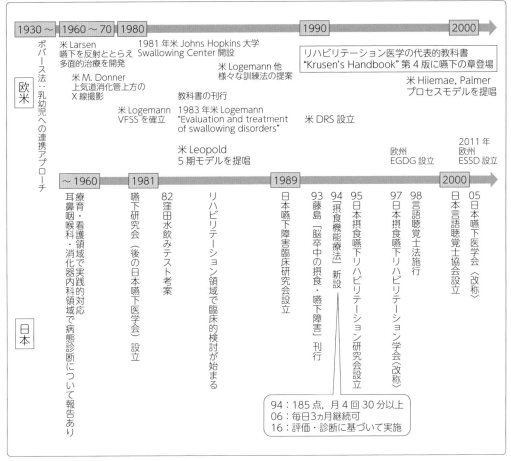

図9 摂食嚥下障害への対応の小史
EGDG：European Study Group for Dysphagia and Globus, DRS：Dysphagia Research Society, ESSD：European Society for Swallowing Disorders.

(文献10) より)

の筋力増強や運動の巧緻性，感覚入力の向上を狙った訓練を行う．呼吸，発声，構音訓練も嚥下に共通する部位にアプローチするので症状の改善に寄与する．直接訓練は食物を使い，食べることを通して食べる機能を向上させる訓練で，安全に食べるための代償法を習得する訓練ということもできる．的確な形態の献立が提供されることや一口量の調整，摂食姿勢の工夫が安全にステップアップするために大切であり，必要に応じて嚥下法の工夫や補助具の選択を行いながら進める．これらの間接訓練と直接訓練を時期により患者の状況に応じて組み合わせ，比重を変えながら訓練を進める．

3 近年の臨床・研究の動向と今後の展望

歴史の浅い摂食嚥下障害へのアプローチであるので，その臨床の発展の経過を含めて述べたい（**図9**)[10]．

Ⅲ章　ことばの障害とリハビリテーション―応用編―

　摂食嚥下障害へのリハビリテーションとしてのアプローチの始まりは，1930年代に英国人の理学療法士Berta Bobathと夫で医師のKarl Bobathによって考案されたボバース法に遡ることができる．その後1960年代に入り，SLP（米国の言語聴覚士：speech language pathologist）の職場が学校や外来診療から急性期や慢性期の病院に広がるにつれ，行動療法や解剖学的知識に基づいた訓練法が摂食嚥下障害の評価や訓練に生かされるようになっていった．

　続いて，嚥下を反射としてとらえ多面的な治療法を開発したGeorge L. Larsenが放射線科医として注目する対象器官を上気道消化管の下方から上方へ移動させ，その後のJeri A. Logemannらによる嚥下造影確立への先駆けとなった．

　1970年代から1980年代は，Logemannにより系統だった手順で行う嚥下造影の検査法（videofluoroscopic swallow study：VFSS）が確立された．画像診断を基盤として生理学的，解剖学的な病因の解明に基づき，意味のある訓練法を用いる意義が明確になり，今日に続く多くの訓練手技が開発された．

　このようにリハビリテーションとしての扱いが進められるなか，嚥下動態を説明する生理モデルに「先行期」を加えた5期モデルがLeopold（1983）[7]によって提唱された（図4）．食物を認識して口に運ぶ摂食行動を咽頭期に影響を及ぼす行動としてとらえたモデルで，今日のリハビリテーションとしての摂食嚥下のとらえ方がここで確立した．更に時期を同じくして，固形物が水分の嚥下と異なり，咀嚼をしながら咽頭へ運び食塊を集積して嚥下するというプロセスモデルがHiiemaeとPalmer（1999）[6]によって提唱された．

　国内での対応の状況は，1960年代までは耳鼻咽喉科や消化器内科領域で主に病態の診断に関する臨床と研究，および療育や看護の領域で実践的な対応がなされていた．リハビリテーション専門職では作業療法士が早くから関わっていた歴史がある．

　近年の臨床・研究の特徴として，より科学的な根拠に基づいたアプローチを目指す機運が高まっており，3DCTによる嚥下運動の4次元嚥下動態の画像化や舌圧の計測，超音波を用いた嚥下器官の形態や運動を観察，評価する方法が開発されている．機能の分析や働きかけによる改善の検証をとおした，より有効な訓練法の開発に期待がかかっている．

　一方，障害の発生率の増加，重症化がみられる小児へのアプローチや，より個別性が高い高齢者への丁寧な対応の重要性にも注目することが大切である．新生児から超高齢者を対象とした認知および発声，発語の生理に詳しい言語聴覚士が，摂食嚥下障害のリハビリテーションに関わる意義は大きい．

5　食べることの障害とリハビリテーション

4　印象に残る患者さん

　脳卒中により救急入院の後，回復期リハビリテーション病院でのリハビリテーションではまったく食べることができなかったが，その後の通院リハビリテーションで全量経口摂取が可能となった症例を印象深く記憶している．患者本人が経口摂取を強く望み，言語聴覚士としては最善を尽くして訓練を進めたが望むように進まず，方針選択に難渋した．その時解決の道を示してもらえたのは耳鼻咽喉科医の診断であった．適切な時期に相談ができ，綿密に症状の変化を追って臨床を進めることの大切さを学んだ症例であった．

【症例】50 歳代前半主婦．左椎骨動脈解離，延髄左側梗塞（ワレンベルグ症候群）の診断で，急性期病院にて保存的加療．気管切開および経皮的内視鏡下胃瘻造設術（per-cutaneous endoscopic gastrostomy：PEG）を施行されていた．当院回復期病棟に入院しリハビリテーションを施行するも経口摂取確立に至らずに自宅退院となった．その後，経口摂取を進め，1 年後に予定している息子の結婚披露宴に出席して口から食べたいとの強い希望で外来訓練を開始した．

【外来訓練開始時評価】口腔顔面の運動障害として左に強い失調症状，口唇，舌，軟口蓋の運動範囲制限，巧緻性低下，顎関節に異常はみられないが重度開口制限を呈していた．発声は，カニューレを装着し発声できるスピーチバルブを使用し始め 4 秒程度の発声持続時間が得られていたが困難で，筆談を併用していた．発声のしにくさや舌運動の巧緻性低下はみられたが，発話明瞭度は 1 で比較的良好であった．

　体幹・上肢に失調症状があり自宅室内では杖歩行，外出には車いすを使用していた．高次脳機能に問題がなく，コミュニケーションは良好であった．嚥下機能は，喉頭挙上不全，左食道入口部開大不全に若干の改善がみられるものの水分は中とろみで，ゼリー，ペースト食で少量の誤嚥が認められた．

　咳反射がみられるようになり，不十分ながら喉頭挙上にも改善がみられ，経口摂取訓練が進められるかと期待した．

【退院から 5 ヵ月間の訓練】週 2 回の外来訓練を継続し，発声には効果がみられたが飲み込みにくい症状はなかなか改善がみられなかった．息子の結婚披露宴の日程が迫るなか，食べられるようになれないのかと落胆している発言もあったため，主治医（リハビリテーション科医）と相談のうえ，耳鼻咽喉科医の診断を受けることとした．

【耳鼻咽喉科受診：VF，VE 結果】耳鼻咽喉科医の診断により，頸部回旋嚥下という嚥下方法の工夫で薄とろみの液体から経口摂取の訓練を進めることとなった．患者本人が少しずつでも飲み込めることを実感し，飲み込めるようになっていけそうだという希望をもって訓練に臨むことができた．

【経過】その後 4 ヵ月間，咀嚼嚥下の確認と間接訓練，家庭での食事内容の確認，目

189

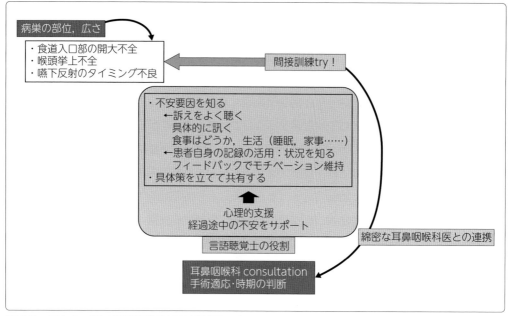

図10 ワレンベルグ症候群のリハビリテーション

標設定と達成の確認をしながら，月1回言語聴覚士が同行し耳鼻咽喉科医に指示を受けた．

以降，12ヵ月経過時まで頻度を減らして受診し，3食経口摂取が確立した．目標であった息子の結婚披露宴に出席でき，一部の献立を除き望み通りに摂食することができた．

【ワレンベルグ症候群患者へのアプローチ】

本症例で得た学びを**図10**に示す．

一般的にワレンベルグ症候群の症状は病巣の部位や広さに左右される．病巣により引き起こされる食道入口部の開大不全や喉頭挙上不全，嚥下反射のタイミング不良などの症状の重症度が異なる．言語聴覚士は，まず間接訓練で症状の改善を目指すが，方針選択に難渋する際には耳鼻咽喉科医との綿密な連携が奏功のためのよすがとなる．日本嚥下医学会の相談医制度があるので活用するとよい．

また，患者の飲み込めないという症状は，改善の見込みの予想が立ちにくく患者自身を相当な不安に陥れる．経過途中で飲み込みにくいという具体的な訴えに傾聴しながら間接訓練を続けること，適切なフィードバックをし，具体的な方策を立てて実践や気持ちを共有することが肝要である．そのために療養・生活記録や自主訓練を含めた訓練内容や飲み込めるようになったものの記録で確認できると大変参考になる．

本症例は，その後安定した経口摂取を進めることができ，念願の家族とのヨーロッパ旅行を楽しまれた．長い経過で筆者も学び，食べることの障害の克服は，生活の質の向上に大変貢献すると実感した症例であった．

5 食べることの障害とリハビリテーション

📖 文献

1) 金子芳洋ほか：食べる機能の障害 その考え方とリハビリテーション．医歯薬出版，1987

2) 金子芳洋監：障害児者の摂食・嚥下・呼吸リハビリテーション その基礎と実践．医歯薬出版，5-38，2005

3) 稲本陽子：摂食嚥下の生理．言語聴覚士のための摂食・嚥下障害学．倉智雅子編，医歯薬出版，25-34，2013

4) 大前由紀雄：嚥下障害の原因疾患と病態．言語聴覚士のための基礎知識 耳鼻咽喉科学 第3版．田山二朗編，医学書院，251-252，2023

5) Palmer JB et al：Coordination of mastication and swallowing．Dysphagia 7：187-200, 1992

6) Hiiemae KM et al：Food transport and bolus formation during complete feeding sequences on foods of different initial consistency．Dysphagia 14：31-42, 1999

7) Leopold NA et al：Swallowing, ingestion and dysphagia：a reappraisal．Arch Phys Med Rehabil 64：371-373, 1983

8) 清水充子：嚥下障害 言語聴覚士の対応．言語聴覚士のための基礎知識 耳鼻咽喉科学 第3版．田山二朗編，医学書院，265-272，2023

9) 國枝顕二郎ほか：患者診察のポイント．MED REHABIL No212，67-74，2017

10) 清水充子：摂食嚥下障害．言語聴覚士のアルバム 原点と未来を見つめて．東京都言語聴覚士会編，ヒューマン・プレス，137-151，2021

（清水充子）

【Ⅲ章　ことばの障害とリハビリテーション―応用編―】

6 多職種連携とチーム医療

本項目のポイント

☑ 多職種連携は，医学の進歩や少子高齢化，患者の社会的・心理的問題など現代の複雑な問題の解決に必要であり，適切な多職種連携がチーム医療に欠かせない．

☑ チーム医療においては患者や家族が主役である．チームには3種類あり，多専門職チーム，専門職間チーム，超専門職チームがある．その違いは多職種間の協働・連携の程度とチーム内での役割分担の程度による．

☑ チームアプローチには，多職種間の用語の統一や情報共有・議論の場であるカンファレンスの充実が大切である．特に患者や家族との情報共有のために相互の理解を確認する必要がある．また，多職種情報共有のツールとして国際生活機能分類（ICF）がある．

○ Key Words｜チーム医療または interprofessional working，他職種との連携，地域との連携

1 多職種連携とは

　　言語聴覚士法第四十三条に，「言語聴覚士は，その業務を行うに当たっては，医師，歯科医師その他の医療関係者との緊密な連携を図り，適正な医療の確保に努めなければならない．」と，関係職種との連携を明示している．

　　厚生労働省は，平成20年「安心と希望の医療確保ビジョン」[1]において，「安心と希望の医療確保」のための3本柱の一つである「医療従事者等の数と役割」のなかで，職種間の協働・チーム医療の充実について，「それぞれの職種が，互いに専門性を尊重しつつ，情報の共有を効率的に行うことにより緊密な連携を充実させ協働関係を築くことで，（中略）全体として患者・家族，医療従事者もともに安全と安心・納得を生み出すという視点が重要である」と，多職種連携がもたらす効果について述べている．医療関係者は，医学の進歩や少子高齢化への対応，患者の社会的・心理的な問題や生活への配慮が求められている．そのため，各々専門職のみの関わりの限界と，連

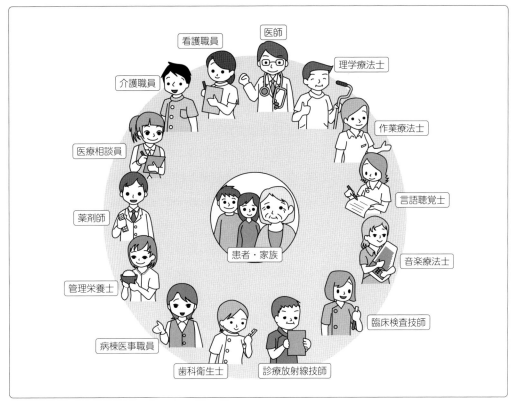

図1 病院施設内での多職種連携の例

携による解決の重要性を理解する必要がある．昨今の大学教育で行われている「inter-professional education（IPE）」は，専門職を目指す学生が多職種連携を理解するための教育である．

言語聴覚士と関係する職種は多くある．病院施設内での多職種連携（**図1**），地域における多職種連携など，急性期・回復期・生活期といった病期や対象者の年齢や障害の様相により構成職種に違いがある．

2 チーム医療とは

厚生労働省は，平成22年「チーム医療の推進について（チーム医療の推進に関する検討会 報告書）」[2]において，チーム医療とは「医療に従事する多種多様な医療スタッフが，各々の高い専門性を前提に，目的と情報を共有し，業務を分担しつつも互いに連携・補完し合い，患者の状況に的確に対応した医療を提供すること」と述べている．このように適切な多職種連携が行われていることがチーム医療に欠かせない．

患者のニーズは，その人の年齢や障害の様相などによって異なる．障害はその人の機能障害の程度により決まるのではなく，その人を取り巻く環境や，障害に対するそ

III章　ことばの障害とリハビリテーション―応用編―

の人のとらえ方など多くの要因の相互作用によって生み出される．このように言語聴覚士の対象は，その人を取り巻く全ての物理的・社会的環境が含まれる．

　しかし，言語聴覚士という一つの専門職の視点だけで対象全てをとらえることは不可能である．そのため，言語聴覚士以外の他職種の視点を入れたチームの力が必要である．例えば，失語症のある患者の場合，言語聴覚士は評価や機能訓練を行う．病棟生活を知っている看護師や介護士は健康や安定した生活という視点からコミュニケーションを考える．理学療法や作業療法における訓練中のコミュニケーションおよび，自宅に帰ることを想定した買い物や公共交通機関の利用などについては，理学療法士や作業療法士による身体状況や日常生活動作（activities of daily living：ADL），高次脳機能の視点を入れた検討が必要である．また，患者の仕事や性格などの個人情報や家族状況，患者家族の希望など退院後の生活に影響する内容については医療相談員の視点が加わる．このように失語症のリハビリテーションを考えただけでも多くの職種による視点が必要となる．

　ここで留意する点は，療法士が行う訓練だけがリハビリテーションではないということである．地域リハビリテーションの定義[3]は，「障害のある子供や成人・高齢者とその家族が，住み慣れたところで，一生安全に，その人らしくいきいきとした生活ができるよう，保健・医療・福祉・介護及び地域住民を含め生活にかかわるあらゆる人々や機関・組織がリハビリテーションの立場から協力し合って行う活動のすべてを言う」である．病院は地域の医療資源の一つである．そこで行われるリハビリテーションは地域リハビリテーションの一部であり，退院後の地域での生活を見据えて多職種がチームを作り協力して行う．これらの取り組み全てがリハビリテーションである．リハビリテーションにチーム医療は必須である．

3　チームのあり方

　チームのあり方は保健・医療・福祉・教育などの領域でそれぞれ異なるが，ここでは3種類のチームのモデルを紹介する．チームは患者の課題を把握し，リハビリテーション目標・計画を設定し，リハビリテーションサービスを提供するという一連の流れを通じて，最終目標の到達を目指す．この3種類を区別している基準の違いは，多職種間の協働・連携の程度とチーム内での役割の分担の程度である．

1）多専門職チーム

　多専門職チーム（multi-disciplinary team；マルチディシプリナリーチーム）（図2a）は，専門職が同時並行的に仕事をしているチームで，職種間の協働や連携は少ない．人命に関わるような危機的状況や時間的制約のあるような救命救急医療，急性期

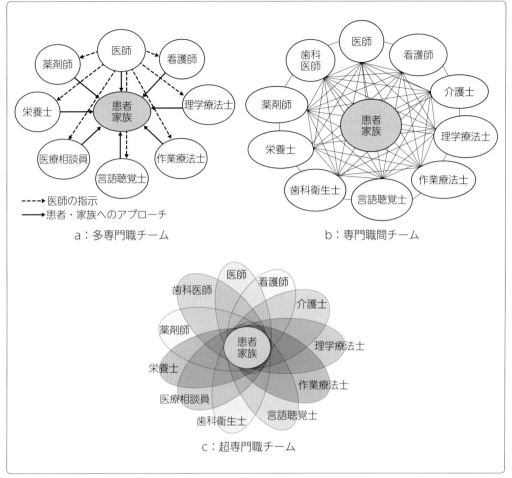

図2　多職種連携とチームのモデル

医療において使われる．主に医師がリーダーシップをとり，迅速な判断と対応を必要とする医療では有効なチームとされる．若い人の整形外科的疾患など治療可能な単一の機能障害を取り扱う場合は，このようなシステムが機能する．

2) 専門職間チーム

　専門職間チーム（inter-disciplinary team；インターディシプリナリーチーム）（**図2b**）は，急性期以降の回復期や生活期，在宅支援にみられるチームである．また，摂食嚥下カンファレンス，認知症カンファレンス，コミュニケーションカンファレンス，転倒カンファレンスなど障害による問題の解決を目的としたチームもある．チームでリハビリテーションの目標を設定するために，各専門職はそれぞれの評価・課題を持ち寄り協議する．また，目標達成のために各専門職が果たす役割と連携のあり方が協議され，対応が行われる．

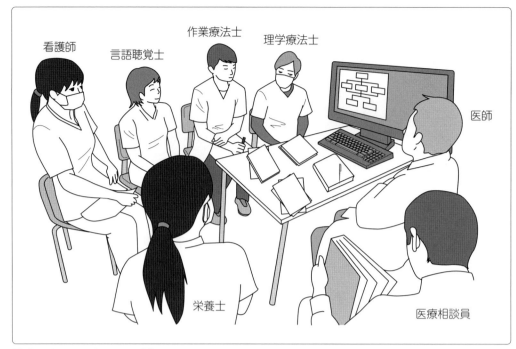
図3　カンファレンスの例

　例えば，回復期リハビリテーション病棟で自宅復帰を目指す脳梗塞患者の場合を考えてみる．療法士は機能障害に対して評価や訓練を行うが，一方で，自宅生活に必要とされるADL（移動，食事，更衣，排泄，整容，コミュニケーションなど）獲得のためのアプローチを，療法士だけでなく病棟生活を支える看護師や介護士とともに行う．患者の家屋環境によっては家屋の改修や介助機器の導入，また，コミュニケーション代行機器などの導入が必要となり，医療相談員や地域のケアマネジャーや福祉業者の関わりが必要となる．更に同居家族がいる場合は，家族の障害に対する理解度や介護能力を調査し必要に応じた対応を医療相談員だけでなく療法士，看護師など多くの職種が役割を決めて対応する．また，全身管理や再発防止のための指導を医師や看護師が行い，食事についての栄養指導は管理栄養士，服薬指導については薬剤師や看護師が行う．このような一連のアプローチは個々の専門職が別々に行うのではなく，自宅復帰という最終目標を見据え，それぞれの時期に応じた目標を設定し，アプローチ方法を決めていく．そのためには，情報共有と意見調整の場としてのカンファレンスが十分に機能する必要がある（**図3**）．

　専門職間チームでは，多専門職チームに求められるような迅速性を必要とする課題は少ない．しかし，患者や家族のニーズは多様で複雑であるため，それらを検討しながら目標を達成するには，専門職間チームが適当である．

3) 超専門職チーム

超専門職チーム (trans-disciplinary team；トランスディシプリナリーチーム) (**図2c**) は，多職種による協働・連携に加えて，ある専門職固有の領域のサービスを，意図的・計画的に他の専門職が行う「役割解放」という考えを基にしたチームである.

医療チームにおける役割解放には，次の3つの前提が考えらえる[4].

①専門職固有の領域が他の専門職と明確に区別されていること

②提供するサービスに何らかの資格・免許が必要なものは含まれないこと

③他の専門分野の基本的な知識や技術を習得したうえで，意図的・計画的に行われること

例えば，言語聴覚士が病室へ行き対象者を起こし，端座位での靴履きの介助を行い，車いすへの移乗の介助を行い言語室へ行くこと，退院後生活を想定した医療介護サービスについて，訓練時に言語聴覚士が患者や家族に対して具体的に提案することなどが該当する. 超専門職チームによる取り組みは，チーム目標達成までの期間短縮や機能・活動の向上に影響するが，頻回な多職種間の意見調整と確実な情報共有が求められる. 専門職間チームに比べて，より一層の多職種連携が必要とされる.

4 チームアプローチの展開

1) 日常的なコミュニケーションの確保

言語聴覚士は，理学療法士や作業療法士に比べて病院や施設内での人数が少なく，個室を使用した訓練が多いために，しばしば他の専門職から誤解を受けることがある.「言語室で何をやっているの？」と. このような誤解を受けないためにも，他の専門職と常日頃のコミュニケーションを確保しておく必要がある. 気楽に話せる上司・同僚・他の専門職を多く持つことが大切である. また，基本的なことではあるが，誠実な態度とことば遣い，約束を守ること，他人への寛容さと自己への厳格さ，前向きな態度を心掛けたい.

各専門職は，様々な養成課程で教育されており，基礎となる価値観や視点が言語聴覚士と異なり，働き方も異なる. この点を踏まえて多職種を理解することはコミュニケーション確保の前提となる.

2) 用語の統一と情報共有

多くの専門職は，それぞれの専門領域に応じた専門用語を持っており，医療関係者といえども理解できない用語が数多くある. そこで，施設内で使用する用語を統一す

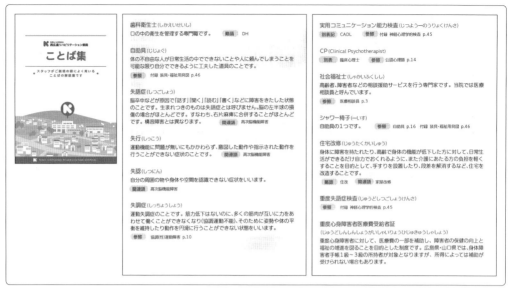

図4 ことば集（西広島リハビリテーション病院の例）

ると同時に，患者や家族，施設外で連携する専門職に理解しやすい伝達方法の工夫が必要である．例えば，施設内で用いる用語と定義をことば集（**図4**）にまとめて多職種間で周知することや，患者や家族，施設外で連携する関係職種にも配布する．特に患者や家族には情報の理解を確認して，不十分な場合には追加の説明が必要である．

　チームアプローチの展開において多職種での情報共有や議論が必要で，カンファレンスの充実が求められる．加えて「報告・連絡・相談」も大切である．例えば，嚥下障害患者への対応では，医師，看護師，管理栄養士，歯科衛生士，言語聴覚士，理学療法士，作業療法士，薬剤師など多くの職種が関わるため，多くの「報告・連絡・相談」が必要となる．嚥下造影検査（video fluoroscopic examination of swallowing：VF）の実施の流れを**図5**に示す．

3）国際生活機能分類（ICF）（多職種情報共有ツール）

　各専門職が行う専門的な評価だけでは，対象となる患者の全体像を理解することは難しい．国際生活機能分類（International Classification of Functioning, Disability and Health：ICF）（Ⅱ章3参照）は，障害構造に偏りのない包括的分析が可能であるため，多職種がカンファレンスにおいて共通の枠組みで議論することができる．現在，医療保険や介護保険で作成が義務づけられているリハビリテーション実施計画書は，ICFの観点が入っており，チーム医療を推進するために導入されたものである．

6 多職種連携とチーム医療

```
カンファレンスで VF の実施を決定
医師は患者に説明し，患者に同意を得る
          ↓
医師は VF の指示を出す．言語聴覚士（ST）と日程を決める
          ↓
ST→看護師経由で→薬剤師へ造影剤の依頼
放射線技師へ検査予約
ST→管理栄養士へ検査食依頼
ST→理学療法士と作業療法士へ姿勢調整依頼
歯科衛生士へ検査補助依頼
          ↓
ST は VF の実施計画書の作成と実施の準備
          ↓
VF 当日，朝の申し送りで実施の確認
VF 実施
ST は実施報告書の作成
          ↓
嚥下カンファレンスの実施
```

図5　嚥下造影検査（VF）実施の流れ

4）話し合いの場と時間の確保

　　情報共有を行うカンファレンスの実施には，働き方の異なる専門職の集まる場と時間を確保するシステムが必要である．施設や病院ではカンファレンスの時間をあらかじめ決めておく．一方，病院や施設外の専門職との会議は患者家族を含めることがあるため，同様に開催の日時と場所の決定が重要である．病院や施設外の専門職を含めた会議の一つである退院前カンファレンスの様子を**図6**に示す．退院前カンファレンスは，退院患者が円滑に地域での生活を送れるように，病院の関係者と退院後に関わる病院外関係者が退院後の生活の課題と対応を共有する重要な会議である．

5）PDCA サイクル

　　PDCA サイクルとは，生産・業務プロセスのなかで改良や改善を必要とする部分を，特定・変更できるようにするために 1950 年ウィリアム・エドワーズ・デミングが提唱した Plan（計画），Do（実行），Check（評価），Action（改善）の頭文字をとったものである．

　　この PDCA サイクルを回しながら，リハビリテーションの目標の達成を目指す．初回カンファレンスで長期目標と短期目標（P：Plan）を決める．各専門職は短期目標達成のためのプログラムを立案し，リハビリテーションを実施する（D：Do）．その後，再評価や生活での実施状況を把握し目標と計画を修正する（C：Check）．更に進捗状況を確認し目標と計画を更に進展させる（A：Action）．このように，PDCA サイクルを回しながら長期目標を目指す（**図7**）．

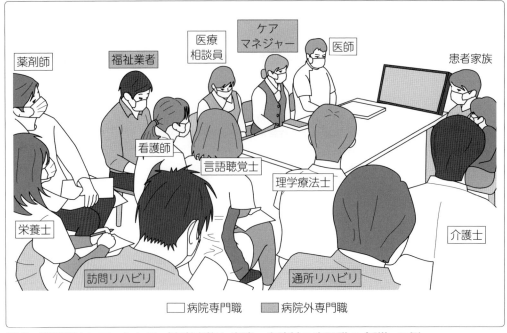

図6 退院前カンファレンス（患者家族と病院・病院外の専門職の会議）の例

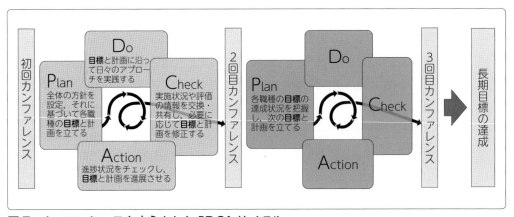

図7 カンファレンスを中心としたPDCAサイクル

文献

1) 厚生労働省：安心と希望の医療確保ビジョン［https://www.mhlw.go.jp/shingi/2008/06/dl/s0618-8a.pdf（2024年9月閲覧）］
2) 厚生労働省：チーム医療の推進について（チーム医療の推進に関する検討会 報告書）［https://www.mhlw.go.jp/shingi/2010/03/dl/s0319-9a.pdf（2024年9月閲覧）］
3) 日本リハビリテーション病院・施設協会：地域リハビリテーション 定義・推進課題・活動指針［https://www.rehakyoh.jp/teigi.html（2024年9月閲覧）］
4) 菊地和則：多職種チームの3つのモデル―チーム研究のための基本的概念整理―．社会福祉学 39：273-290，1999

（沖田啓子）

コラム D-1　聞こえの障害と私

コラム D-1　聞こえの障害と私

　　　　中途難聴・失聴者2名（Aさん，Bさん）に言語聴覚士（ST）がインタ
ビューし，印象的だったエピソードを紹介する．現在は人工内耳装用で音声コミュニケー
ションが可能な方々である．

　ST：難聴の経緯と失聴時に感じたことなどについて教えてください．
　A：20代の後半に軽度難聴と診断され，40代くらいまでは補聴器で聞こえていました．
ところが，前庭水管拡大症が悪化して難聴が高度化し，50代後半には，ほとんど聞こえな
くなってしまいました．仕事はマスコミ関係でしたが，音声コミュニケーションが難しく
なって職務に支障が生じ，早期退職を余儀なくされました．失聴もさることながら，高校
生と大学生の子どもがおり経済的な不安も大きかったです．
　B：若い頃から片耳難聴でしたが反対側は健聴で，特に不自由は感じることもなく過ご
していました．ところが，還暦を迎える頃，良い方の耳もまったく聞こえなくなってしま
いました．藁をもすがる気持ちでドクターショッピングをしたり，民間療法を試したりし
ましたが回復しませんでした．楽器製造工場を経営しており，1/1,000 mm単位で削る機
械音で製品の完成度を判断するため仕事ができず，絶望的な気分になりました．

　ST：失聴期間中のコミュニケーションについて教えてください．
　A：進行性難聴でしたので，聞こえなくなる時に備えて，読話や手話を習いました．手
話仲間とはコミュニケーションできるようになりましたが，家族や同僚は手話ができず，
もっぱら筆談でした．しかし，筆談では用件を簡単に書くだけなので，単語の伝言ゲーム
みたいで味気なく機械的に感じたこともありました．もちろん，筆談があることで助かる
場面は多かったのですが，音声コミュニケーションとは情報量が違うだけでなく，気持ち
の伝わり方が違うことを実感しました．飲食しながら筆談する人は極めて稀で，そのため
同僚を食事に誘うことも誘われることも激減し，知人・友人は次第に離れていってしまい
ました．
　B：高齢で，しかも聞こえない状況では手話を覚える気力もわかず，筆談だけが頼りで
した．最初は家族も従業員も，丁寧に筆談してくれ，意思疎通できた時は嬉しそうにして
いましたので，筆談で事足りると思っていました．ところが，時が経つにつれて筆談は単
語やメモ書きだけになり，書くのが面倒な様子が表情からも読み取れ，自分の難聴が周り
の人を困らせていると感じ，申し訳なく思いました．また，従業員や家族が楽しそうに団
らんしていても状況が読めず，疎外感を感じました．特に小さな孫と会話ができないのは
辛かったです．更に商談の時も困りました．商談相手が微妙な内容を筆談してくれるはず

もなく，相手の声のイントネーションなどから感情を読み取ることもできずに疑心暗鬼になり信頼関係が崩れていく感じがしました．会話のない日々が続いてうつ状態になり，会社を閉鎖するべきか悩みました．

　　ST：健聴者に伝えたいことは何ですか？
　　A：中途難聴・失聴者は発話が健聴者と変わらないためか，障害に対する理解が得られにくいと感じます．呼びかけに対して返事がない，話がズレる，と感じたら怒らずに難聴を疑い，まずは筆談してほしいと思います．筆談が難しい状況であれば，スマートフォンで使用できる音声・文字変換アプリケーションなどを利用していただければありがたいです．難聴の程度によっては補聴器が無償で支給されますし，自治体の市民課などに相談すると難聴者に対する支援方法（玄関チャイム，赤ちゃんの泣き声，火災報知器の音などをフラッシュ光や振動などで知らせる装置など）を提示してくれますので，それらの情報を難聴者の家族に提供していただきたいと考えます．
　　B：失聴して，聴覚は360度開かれた窓であることを再認識しました．些細なことですが，歯磨きの音で活力を得，飲食音で美味しさを感じ，足音で歩いている実感がわき，ドアの鍵をかける音で安心感を得るなど，日常，何気なく耳にしていた生活音などの「ながら聞き」が，自分の行動や心情を左右し，自分の存在感を支えてくれていたことを実感しました．健聴者には，自分が聞いている日常生活音にも注意を向け，それらが「聞こえない・聞こえにくい」難聴者のことを想像し，具体的な接し方を各自が考えてほしいと思います．

インタビュー後記：成人期に聴覚障害になった，いわゆる中途難聴・失聴者は，音声による発信に問題がなく，それ故に周囲からの理解や配慮が得られにくいこと，失聴時期や失聴に至るまでの経緯によって困り感やニーズが異なること，「聞こえの障害」はコミュニケーションだけでなく，人間関係，精神面，経済面にも影響を及ぼすことなどが理解できた．長年，音声言語をベースに生活してきた難聴者に対しSTができる支援としては，補聴器・人工内耳などの聴覚補償を勧めたうえでコミュニケーション指導を行う．また，社会から孤立しないよう，家族やコミュニケーションパートナーに対しても聴覚・コミュニケーションカウンセリングを行い，難聴に対する理解を深めてもらう．更に家庭あるいは公的施設で活用できる社会資源などの情報提供を行うことも，聴覚障害者のバリアフリー化につながると考えられる．

（城間将江）

コラム D-2 限局性学習症（発達性ディスレクシア）のあるお子さんと

A君は中学1年生のアニメとゲームが好きな明るい少年である．コンピュータ部に所属している．好きな科目は数学と理科．苦手な科目は英語と国語．

小学1年時に，医療機関でB医師より，全般的知的発達に問題はないが，文字の読みが困難であることから，発達性ディスレクシアと診断された．

A君の母親から，お子さんの障害に気づいたきっかけ，言語聴覚士との関わりなどについて伺った（以下，Mは母親，STは言語聴覚士）．

ST：いつ頃お子さんの困難さに気づかれましたか．どんなことがきっかけでしたか．

M：小学1年の時に，ノートを見ると一応板書の書き写しをしてはいるものの，文字と音があっていない誤りが目立ち，専門外来を受診することにしました．

ST：お子さんには受診のことをどのように伝えられましたか．

M：受診は小学1年の2月でした．息子に学校で困っていることはあるかと尋ねたら，字がわからない・読めないと言いましたので，どうしてわからないのか聞きに行こう，と話しました．

ST：受診された医療機関で発達性ディスレクシアと診断されたのですね．そのことをお子さんにどのように伝えられましたか．

M：診断名を伝えました．そして，世の中にはいろいろな人がいる．足の速い人，遅い人，字を読むのが苦手な人，絵を描くのが苦手な人．Aは字が苦手だね，と伝えました．でも，この時，本人は，診断名もこの説明もよくわかっていないようでした．

ST：言語聴覚士との関わりは，どのようにできたのですか．

M：最初に受診した医療機関で，言語聴覚士の方の検査を受けました．今も年に一度のフォロー受診の際には，言語聴覚士の方の検査を受けます．指導に関しては，その医療機関から，言語聴覚士の指導を受けられる大学を紹介され，月2回の指導を受けてきました．

その指導を見ることで，その時々の息子の読み書きの困難さを客観的に理解することができました．指導場面以外に，学校での様子を知りたいということで，学校訪問をしていただきました．その折，学校の先生方と話し合う機会を設けていただいて，学校側の息子の障害についての理解が深まり，読み上げソフトの使用やテスト方法の変更など合理的配慮につながりました．その後も，学校から，指導に関して言語聴覚士に尋ねるなど，連携をとっていただいています．

ST：合理的配慮を受けること，また，中学に進学するにあたって特に話し合われたことはありますか．

Ⅲ章　ことばの障害とリハビリテーション―応用編―

M：中学に進学するから改めてということはありませんでした．小学校の時は学級の環境がよく，息子が合理的配慮を受けることをよく理解してくれました．中学では新しい友達は息子のことを知らないので，何か助けてもらう時に，説明することが必要になるかもしれないねとは話しました．中学でも引き続き特別支援教室に通うことや，テストでの配慮を受けることは息子と話して了解しています．

ST：現在学校で受けておられる合理的配慮はどのようなものですか．

M：小学校の時から続いて，週2回，校内の特別支援教室に通っています．定期試験，学力試験では，別室受験で時間延長，ルビ付きの問題用紙を用意していただいています．漢字テストは書く問題ではなく，文章内の漢字の読みを考える問題を出題していただいています．

ST：ご家庭ではどのようなことを心掛けておられますか．

M：ディスレクシアによって他の生徒さんと異なることについての葛藤が心の成長とともにいろいろな形で現れます．息子の思いをよく聞いて，サポートするようにしています．困難なことに対しては，それをカバーする方法を一緒に考えるようにしています．常に，人は一人一人違っているのが当たり前であること，ディスレクシアがあることは人格とは関係がないことなどを伝えるようにしてきました．

ST：A君は言語聴覚士と長いお付き合いがありますが，言語聴覚士について希望されることはありますか．

M：学校のなかで，読み書きに困難をもっている子どもは必ずいます．しかし，先生方も対応がわからず，見過ごされてしまうことが少なくないように思います．うちの息子は，幸い，小学1年で診断を受け，すぐに支援を受けることができました．ディスレクシアは早期の診断が大切なことと介入の効果が高いことを実感しています．しかし，ディスレクシアを専門として診断できるドクターは少なく，専門的に指導できる言語聴覚士も少ないことを実感しています．読み書き障害に対応できる言語聴覚士が増えて，教育現場に入ってほしいと思っています．

インタビューを終えて：読み書きの問題だけでなく，学齢児の言語の問題の支援に言語聴覚士が寄与できることは多くあると思われる．しかし，現在は，教育の場に言語聴覚士が関与できる機会は多くはない．言語聴覚士が学齢期の言語・コミュニケーションの問題の知識を深める努力をするとともに，教育界に向けて，言語発達を支援する言語聴覚士の専門性を広くアピールする必要性があると感じた．

（原　惠子）

コラム D-3　夫は多言語失語症

　　　　　ドイツ語を母語，日本語・英語を職業言語として日本で生活してきたドイツ人の夫が 2005 年に脳梗塞，失語症になった時，日本語教師として長年活動してきた妻のＡさん（インタビュー相手）は大きな不安のなかにいた．"失語症"についての知識もなく，ましてや"多言語失語症"の夫にどのような回復の道があるのか，求めても欲しい情報は得られなかった[1]．

Q　突然の失語症．当初の思いは？

　夫は 30 年間，日本の大学教授として授業，講義，講演，執筆に不自由なく日本語を使っていました．救急治療の医師から失語症と告げられ，言語聴覚士（ST）によるリハビリテーション（リハビリ）があることを知りました．失語症に専門的なリハビリがあることは大きな希望でしたが，夫のように「多言語」を使う外国人に対する特別のプログラムはなく，夫は日本語で言語リハビリを受けることになりました．「標準失語症検査（SLTA）」を受け，説明もなく提供される絵カードや練習課題のプリント……夫はその意義が理解できず，そんなリハビリに，「何だこれは！外国人だからって，こんなレベルで自分の日本語を評価するのか！」といつも腹を立てていました．不満はあったにせよ，5 年間 ST によるリハビリを継続することができ，夫の日本語は検査では「中・軽度」レベルとなりました．しかし，それは職業生活への復帰につながるものではありませんでした．

Q　9 年後にドイツで母語による言語リハビリを受けられた成果は？

　仕事に復帰できず，ご近所の日本人との交流もなく，自宅で悶々と過ごしている時，私が見つけたのがドイツのポツダム大学での失語症集中リハビリプログラムでした．2 人でポツダムに行き，2 ヵ月間の集中リハビリを受ける機会に恵まれました．この経験を通して，夫は失語症を受け入れ，納得して新たな一歩を踏み出すことができたのです．帰国後，その効果は歴然で，以前はご近所の方がこられても，すぐに自室に引っ込んでいたのが，積極的に会話に参加し，一緒に活動することも増えました．

Q　日本のリハビリと何がちがったのでしょう？

　ドイツ人は説明を求め，納得して初めて一歩を踏み出すという国民性があるのですが，ドイツでのリハビリは極めてドイツ的でした．夫のことばを借りれば，「日本語でリハビリを受けながら，自分はいつも不安であった．それぞれの課題には意味があり，やる必要があるとは思うが，その課題が何を目的になされ，その評価が今の言語状況とどう関わるのかの説明がなかった．一方，ポツダムでは毎回のリハビリを通して自分の今の言語状況が説明されるプロセスがあった．それは障害を明らかな認識につなげるものであった．今までの不安と掴みどころのない自分の立ち位置に，初めて障害者としての安定を与えてくれ

＊＿＿＿＿＿＿● Ⅲ章　ことばの障害とリハビリテーション―応用編―

るものであった.」ということになります.

　Q　日本の ST が今後取り組むべき課題は？

　私にとって新鮮な記憶はポツダムの ST が患者に向けた,「子ども扱いって思うでしょう
ね. でも, これは検査なのです. 脳の障害を調べる手段なのです. ご理解くださいね.」と
いうことばでした.

　日本の多言語失語症治療にも,「多文化共生社会は多文化に対応した失語症治療を必要
とする」*というような方向性が求められる時代が必ずやってくるのではないだろうか.

　インタビューを通して学んだことの一つは, 適切な情報と治療を提供し, 明確で丁寧な
説明をするためには, 一人一人の症例を大切に公表し積み上げていくことの重要性であ
る. もう一つは, 言語とともにあるその国の文化を深く理解する姿勢であった. グローバ
ル社会においては, ST はより広い視野と深い見識が求められていると痛感する.

📖 文献

1) ロコバント靖子：マルチリンガル失語症の闘病と回復 2005〜2020 年. Brain Nerve 73：239-245, 2021

（小林久子）

▶Foot Note

*2023 年 1 月, ドイツ　ボッフムの保健福祉大学言語聴覚士養成学科での「ワークショップ：多言語失語
　症者の治療」のテーマ.

索引

■ 索　引

数字

1-3-6 ルール　124
1歳6か月児健診　155
2語文　23
3歳児健診　155
5期モデル（摂食嚥下）　181,
　188

欧文

activities of daily living：
　ADL　194
American Speech-Lan-
　guage-Hearing Associa-
　tion：ASHA　57, 73
APD　101
articulation　37
artificial intelligence　175
Augmentative and Alterna-
　tive Communication：
　AAC　10
basic property　111
CALMS モデル　138
child directed speech：
　CDS　23
CHS 基準　104
CI 失語症療法　172
co-constructed communica-
　tion therapy　173
coherence　79
cohesion　79
constraint-induced aphasia
　therapy：CIAT　172
context　77
conversation analysis　81
conversational implica-
　ture　84
cooperative principle　85
D-C モデル　141
DSM-5-TR　148
European Speech and Lan-
　guage Therapy Associa-
　tion：ESLA　73
family-centered early inter-
　vention：FCEI　128
GRBAS 尺度　135
IALP　73, 75
INCOG2.0 ガイドライン　172
information and communica-
　tion technology：ICT　158

International Association of
　Communication Sciences
　and Disorders　73, 75
International Classification of
　Functioning, Disability and
　Health：ICF　91, 198
interprofessional education：
　IPE　96, 193
irony　84
lexical category　68
LiD　101
maxim　85
mental lexicon　66
metaphor　84
metonymy　84
Newborn Hearing Screening
　program：NHS　128
PDCA サイクル　199
phonation　37
phrasal category　68
primary progressive apha-
　sia：PPA　108, 167
shared decision making：
　SDM　98
stageⅡ transport　181
standard language test of
　aphasia：SLTA　168
syntax　111
transcranial direct-current
　stimulation：tDCS　172
tree diagram　68
vocal tract　36
World Rehabilitation Alli-
　ance：WRA　73

あ

愛着　20
アイロニー　84
アサーティブ　122

い

医学モデル　93
意思疎通支援者（失語症者向
　け）　95
一次視覚野　49
一次聴覚野　34
一次領野　46
一貫性　77, 79
意味性ジャルゴン　173
意味素性　66

意味の高次化　27
インフォームドコンセント　98
隠喩　84

う

ウェルニッケ・リヒトハイムの図
　式　54
ウェルニッケ失語　163
ウェルニッケ野　48, 51, 162
うつ　105
運動障害性嚥下障害　180
運動障害性構音障害　132

え

エクスナー中枢　53
遠隔訓練　146
遠隔診断　146
嚥下反射　182, 183

お

横側頭回　34, 48
オージオグラム　118
音の方向知覚　35
音韻　8
音韻意識　26, 99, 153
音韻情報　67
音韻情報処理能力　153
音韻知覚の再構成化　17
音響現象　89
音声　8, 60, 63, 88
音声学　88
音声言語　60
音声障害　131
音声知覚検査　136
音声表記　62
音節　60, 64, 99
音節文字　61
音素　60, 62
音素表記　62
音素文字　61

か

外在化　111, 112
外耳の構造と機能　31
外舌筋　41
外側膝状体　48
回避行動（吃音の）　134
外有毛細胞　32
会話の推意　77, 84
会話分析　77, 81

索引

蝸牛　33
蝸牛神経　34
学習言語　26, 157
格率　85
隠れ吃音　142
仮声帯　38
家族中心の早期介入　128
活動制限　91
過渡的喃語　23
加齢性難聴　115, 116
感音難聴　116
感覚毛　32
環境調整　94
環境との相互作用　15
喚語困難　105
喚語障害　163
患者会　95
間接訓練　186
間接法（吃音に対する）　141
カンファレンス　196
換喩　84

聞き取り困難症　101
聞こえの障害　114
器質性嚥下障害　180
器質性構音障害　132
器質的異常　130
器質的音声障害　131
規準喃語　23
吃音　133
吃音緩和法　140
吃音検査法（第2版）　138
機能（脳の）　44
機能言語学　69
機能障害　91
機能性構音障害　132
機能的音声障害　131
既有知識　81
胸郭　38
共生社会　110
協調の原理　85
共同構築コミュニケーション介入　173
共同注意　19
共有意思決定　98
距離知覚　35

く

句　60
クーイング　23
句範疇　68
繰り返し（吃音）　133

け

形式意味論　70
形態素　65
経頭蓋直流電気刺激法　172
ケースヒストリー　134
結晶性知能　104
結束性　77, 79, 170
言外の意味　77, 84
言語獲得後　115
言語獲得前　115, 119
言語機能　111, 112
言語情報　71
言語初期発達　15
言語聴覚士法　94
言語聴覚障害学　57
言語脳科学　112
言語能力　111
言語の遅れ　147
言語の処理モデル　168
言語のネットワーク　162
言語モデル　119
言語野　47
原始反射　30
原発性進行性失語　108, 167
原発性進行性発語失行　109
健忘失語　55

語　60, 65
語彙　66
語彙素　65
語彙の数　105
語彙範疇　68
構音　37, 41
構音位置　63
構音障害　132
構音様式　63
口腔機構検査　135
口腔の運動機能　18
口唇　42
構造（脳の）　44
膠着語　65
喉頭　38
喉頭原音　37, 39
後迷路性難聴　116
合理的配慮　158, 203
口輪筋　42
声の高さ　40
誤嚥　182
語音弁別能力　118
呼吸筋群　38
呼気流　36
国際音声言語医学会　75

国際音声字母　8
国際生活機能分類　91, 198
心の理論　25
ことばの鎖　3, 101
個別言語　5
コミュニケーション　197
コミュニケーションストラテジー　122
コミュニケーションの多様性　114
コミュニケーションモード　115
語用　26
語用論　77
コルチ器　33
混合型超皮質性失語　55
コンテクスト　77, 78

参加制約　91

子音　88
視覚的共同注意　161
自覚的検査　135
時間分解能　116
刺激法　6
視線の共有　19
舌　41
実行状況　95
失語症　102, 162
失語症者向け意思疎通支援者　95
質問紙評価法　123
社会参加　108
社会的環境　93
社会的孤立　110
社会的参照　20
社会的相互交渉の基盤　16
社会的相互反応　150
社会的側面　116, 123
社会的微笑　19
社会モデル　93
ジャルゴン症状　173
重症度評価　136
周波数選択性　116
修復　83, 94
樹形図　68
循環モデル　123
純粋語聾　51
純粋失書　53
純粋失読　52
順番交替　82
障害者基本法　90
障害受容　123

索　引

状況文脈　10
笑筋　43
症状対処的訓練法　135
象徴機能　21
象徴能力　149
情報共有　196
情報通信技術　158
書記情報　67
初語　23, 147
処理モデル（談話理解の）　80
自律神経　45
心因性吃音　134
神経学的異常　130
神経学的音声障害　131
神経原性吃音　134
人工知能　175
人工内耳　118
新生児聴覚スクリーニング［検査］　124, 128
シンタクス　111
人的環境　93
心的辞書　66
新版構音検査　136
心理的側面　116, 123

す

随伴症状　134
推論　80
スピーチ・チェーン　3, 101
スピーチバナナ　118

せ

正音産生　137
生活技能訓練　171
整合性　77, 79, 170
生成 AI　175
生成文法　68
声帯　38
声帯振動数　40
声道　36
声門　39
生理学的基盤　16
生理的微笑　19
脊髄　45
舌　41
摂食嚥下　177
摂食嚥下障害　161
摂食嚥下障害（発達障害に伴う）　180
前言語期　22
潜在能力　95
全失語　55
専門職間チーム　195
専門職の連携　96

専門職連携教育　96

そ

早期発見・早期介入　155
疎外感　201
側性化　47
阻止（吃音）　133
咀嚼嚥下　181

た

退院後の環境・生活　107
代償　94
代償手段　171
対人志向性　19
第二期輸送　181
多言語失語症　205
多職種連携　192
多専門職チーム　194
多文化共生社会　206
多面的評価　138
短期目標　199
単語ベクトル　67
談話　24, 79, 170
談話理解の処理モデル　80

ち

地域リハビリテーション　194
チームアプローチ　192
チーム医療　192
遅延模倣　21
中核症状　133
中耳の構造と機能　31
中心前回　49
中枢神経系　44
中枢聴覚（伝導）路　34
中途難聴・失聴者　120, 122
調音　41
聴覚閾値　17
聴覚情報処理障害　101
聴覚伝導路　49
聴覚の発達　30
長期目標　199
超専門職チーム　197
超皮質性運動失語　55
超皮質性感覚失語　55
直接訓練　186
直接法（吃音に対する）　139
チョムスキー　3

て

ディサースリア　132
ディスレクシア　152
デコーディング　153
手の運動機能　18

伝音難聴　116
伝導失語　55

と

統合的アプローチ（吃音に対する）　141
統語規則　24
統語機能　170
動詞　67
当事者会　95
統辞法　111, 112
統辞論　112
逃避行動（吃音の）　134
読字率　27
読話　121
閉じこもり　107
読解　153
トップダウン　121

な

内言語　53
内喉頭筋　38
内耳性難聴　116
内耳の構造と機能　32
内舌筋　41
内側膝状体　48
内有毛細胞　32
ナラティブ　26, 154

に

二次症状（吃音の）　134
二次領野　46
日常生活動作　194
日本手話　115
日本版 CHS 基準　104
認知意味論　70
認知言語学　69
認知行動療法（吃音に対する）　141
認知コミュニケーション障害　102, 164
認知症　102, 167
認知的基盤　16
認知予備能　103, 106

ね

ネットワーク　102

の

脳外傷　164, 170
脳血管障害　180, 186
脳神経　45
脳の構造・機能　44
ノンバーバルなコミュニケーショ

ン 148

バーバルコミュニケーション 148
肺 38
背側経路 162
拍 64
発音 41
発語失行 51
発声 37
発達（摂食嚥下の） 177
発達障害に伴う摂食嚥下障害 180
発達性吃音 133
発達性構音障害 132
発達性ディスレクシア 152, 203
発話のプロソディ 166
母親法 125
パラ言語 9
パラ言語情報 71

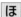

引き伸ばし（吃音） 133
非言語的コミュニケーション 2, 161
非言語的手段 22
非言語的情報 71, 151
被刺激性検査 136
皮質延髄路 49
皮質性聴覚障害 51
皮質聾 51
左半球 162
筆談 201
表語文字 61
標準失語症検査 168
表象 149

フィードバック 184
フィードバックの環 8

複合語 65
腹側経路 162
物的環境 93
普遍文法 4, 69
フレイル 103
ブローカ失語 51, 163
ブローカ野 162
プロセスモデル（咀嚼嚥下） 181, 188
プロソディ 166
ブロック（吃音） 133
分節化 17
文脈 77

ヘシュル回 48
変性疾患 180

母音 88
放課後等デイサービス 156
包括的訓練法 135
包括的評価 138
報告・連絡・相談 198
母子保健法 155
補聴器 118

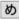

末梢神経系 44
マッピング 125

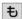

右半球損傷 166, 171

無声 63

名詞 66
メタ言語能力 27
メタファー 84

メトニミー 84
メンタルリハーサル法 142

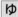

モーラ 60, 64, 99, 153
モーラ文字 61
文字言語 60
物の永続性 21
物の機能的操作 21
模倣 21

有声 63
有毛細胞 32

用語 197
読み書き二重回路 53

ラセン器 33
ランダム化比較試験 172

リスク管理 184, 185
流暢性形成法 140
流動性知能 104
両眼視機能 18
両耳聴 35
輪状甲状筋 40
隣接ペア 83
倫理的問題 175

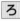

老化 103
老化（摂食嚥下の） 177
聾者 115

ワーキングメモリ 149
ワレンベルグ症候群 189, 190

■ あとがき

　本書を編集している現在，日本では 2 人のスーパースターが世の中を熱狂させている．野球の大谷翔平と将棋の藤井聡太である．彼らの魅力は，その超人的な実力にあることはもちろんだが，それ以上に彼らが少年の頃そのままに，毎日実に楽しそうにひたむきに自らの仕事に没頭している，その爽やかさ，純粋さにあると思われる．彼らは一生をかけて打ち込めることに出会える素晴らしさを教えてくれる．

　言語聴覚障害学およびそれを展開する臨床（言語聴覚療法）も，人が一生をかけて打ち込むに値する分野である．言語聴覚障害学は，実に不思議さや謎に満ちた，探求心を常にかきたててくれる魅力ある学問である．また，言語聴覚障害学について理解を深めれば深めるほど，未知のことを解明すればするほど，言語聴覚機能の問題をもって困っている人たちの役に立つことができ，社会に貢献することができる．編者の吉畑と中村，編集協力者の水田と清水も，いずれも若い時に言語聴覚障害学に出会い，その魅力に惹きつけられた者たちである．

　本書は，「言語聴覚障害学概論」の教科書・副読本として必要な内容を盛り込みながら，知識の羅列に終わることなく，その魅力についても読者に生き生きと伝えることを目指した．言語聴覚障害学の楽しさや奥深さ，そしてそれを学び専門職として患者に関わることのやりがいについても，読者が感じとれるような書籍を意図した．

　編者たちのそのような難しい要求に見事にこたえていただき，それぞれ素晴らしい原稿を寄せてくださった，著者の方々に感謝を申し上げたい．若い読者におかれては，言語聴覚士を目指す方もそうでない方も，本書によって言語聴覚障害学の奥深い魅力を知っていただきたい．本書が，社会に貢献しながらご自分の人生を豊かに過ごす一助になれば幸いである．

　2025 年 2 月

中村　光

検印省略

言語聴覚障害学
言語聴覚療法のサイエンス＆アート

定価（本体 3,500 円＋税）

2025 年 3 月 15 日　第 1 版　第 1 刷発行

編集者	吉畑 博代・中村 光
発行者	浅井 麻紀
発行所	株式会社 文光堂

　　　　〒113-0033　東京都文京区本郷 7-2-7
　　　　TEL　(03)3813-5478 (営業)
　　　　　　　(03)3813-5411 (編集)

© 吉畑博代・中村　光, 2025　　　　　印刷・製本：三報社印刷

ISBN978-4-8306-4717-8　　　　　　Printed in Japan

・本書の複製権, 翻訳権・翻案権, 上映権, 譲渡権, 公衆送信権 (送信可能化権を含む), 二次的著作物の利用に関する原著作者の権利は, 株式会社文光堂が保有します.
・本書を無断で複製する行為 (コピー, スキャン, デジタルデータ化など) は, 私的使用のための複製など著作権法上の限られた例外を除き禁じられています. 大学, 病院, 企業などにおいて, 業務上使用する目的で上記の行為を行うことは, 使用範囲が内部に限られるものであっても私的使用には該当せず, 違法です. また私的使用に該当する場合であっても, 代行業者等の第三者に依頼して上記の行為を行うことは違法となります.
・ JCOPY 〈出版者著作権管理機構 委託出版物〉
本書を複製される場合は, そのつど事前に出版者著作権管理機構 (電話 03-5244-5088, FAX 03-5244-5089, e-mail：info@jcopy.or.jp) の許諾を得てください.